JULIANA GOES

ESQUEÇA SUA MELHOR VERSÃO

Redescubra seu valor, abrace sua singularidade e tenha orgulho de quem você é

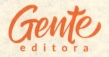

Diretora
Rosely Boschini

Gerente Editorial Sênior
Rosângela de Araujo Pinheiro Barbosa

Editora Júnior
Rafaella Carrilho

Assistente Editorial
Mariá Moritz Tomazoni

Produção Gráfica
Fábio Esteves

Preparação
Franciane Batagin Ribeiro

Capa
Caio Duarte Capri

Imagem de capa
Diogo Peres

Projeto Gráfico
Gisele Baptista de Oliveira

Diagramação
Márcia Matos

Revisão
Luciana Figueiredo
Andréa Bruno

Impressão
Edições Loyola

CARO(A) LEITOR(A),
Queremos saber sua opinião sobre nossos livros.
Após a leitura, siga-nos no linkedin.com/company/editora-gente, no TikTok @editoragente e no Instagram @editoragente, e visite-nos no site www.editoragente.com.br.
Cadastre-se e contribua com sugestões, críticas ou elogios.

Copyright © 2024 by Juliana Goes
Todos os direitos desta edição são reservados à Editora Gente.
Rua Natingui, 379 – Vila Madalena
São Paulo, SP – CEP 05443-000
Telefone: (11) 3670-2500
Site: www.editoragente.com.br
E-mail: gente@editoragente.com.br

Dados Internacionais de Catalogação na Publicação (CIP)
Angélica Ilacqua CRB-8/7057

Goes, Juliana
  Esqueça sua melhor versão: redescubra seu valor, abrace sua singularidade e tenha orgulho de quem você é / Juliana Goes. - São Paulo: Editora Gente, 2024.
  224 p.

ISBN 978-65-5544-413-1

1. Desenvolvimento pessoal I. Título

23-5599 	CDD 158.1

Índices para catálogo sistemático:
1. Desenvolvimento pessoal

Nota da Publisher

Passamos a vida inteira procurando maneiras de nos encaixarmos em padrões que são impostos. Acabamos vivendo em prisões de frustração e sofrimento, nas quais estamos sempre tentando atender às mais variadas expectativas: de parceiros, amigos, família, sociedade, grupos sociais e por aí vai. Em vez de viver uma vida lutando contra o medo, a insegurança e a vontade de ser quem não é, aqui você encontrará o que precisa ser feito para que olhe com carinho para a sua versão atual, ou seja, aquela que está sendo construída agora.

Como criadora de conteúdo e estudiosa dedicada ao comportamento humano, à gestão emocional e ao autoconhecimento, Juliana Goes há mais de catorze anos vem mostrando que é possível equilibrar os desequilíbrios que a vida nos impõe. Quando a conheci, fiquei imensamente feliz por poder fazer parte deste projeto e entregar um conteúdo tão rico.

Aqui, ela será a grande maestra da sua jornada. Assim como em um concerto musical, ela ajudará a organizar e dar o tom de todas as notas e instrumentos para que você olhe para si mesmo(a) e encontre a força que está perdida. É preciso encontrar o caminho no qual você será o(a) grande protagonista da sua caminhada e reencontrar o brilho perdido.

Como? Entendendo que a sua versão atual tem enorme valor, utilizando um mapa de acolhimento e a sua autenticidade para sentir-se realizado(a).

Todos sabemos que é preciso recomeçar. Mas aqui você aprenderá exatamente *como*. Ótima leitura!

ROSELY BOSCHINI
CEO e Publisher da Editora Gente

À MINHA MÃE, NADJA, QUE ESCOLHEU ME DAR A VIDA.

AO MEU PAI, ANTONIO, MEU ANJO GUARDIÃO.

AOS MEUS FILHOS, ANNE LIV E LIAM,
MEUS PEQUENOS MESTRES.

AO MEU COMPANHEIRO DE VIDA E DE EVOLUÇÕES, CRICA.

AOS MEUS MESTRES, GUARDIÕES E ANCESTRAIS, QUE
ESCREVEM JUNTO COMIGO, ILUMINAM MEU CORAÇÃO,
GUARDAM MINHA MENTE E ABENÇOAM MINHAS PALAVRAS.

A VOCÊ, QUE PERMITIU QUE ESTA MENSAGEM
CHEGASSE ATÉ SUA VIDA.

SOU IMENSAMENTE GRATA!

Agradecimentos

São 22h12. É domingo. Mas não é qualquer domingo, é o Dia dos Pais. O dia do ano que mais estremecia as minhas bases. Quanta beleza existe em perceber que, após vinte e nove anos de um luto silencioso, estou tendo a oportunidade de ressignificar esta data. Sem ter planejado, talvez por ter escolhido o caminho da entrega, da confiança, da aceitação e da gratidão, cheguei até aqui e agora. Concluindo uma jornada de entrega profunda e a realização de um sonho. Era exatamente assim que eu intencionei me sentir, conectada com algo maior. E assim foi o tempo todo. Acredito no sincronismo, e você vai poder compreender isso ao longo da leitura. É como se eu pudesse ouvir aquela voz doce que assoviava quando chegava em casa do trabalho de novo, dizendo para mim: "Filha, deu tudo certo! Sempre soube que você conseguiria! Estive ao seu lado o tempo todo. Vibrando por você!".

Sou grata a cada ser humano e cada lindeza que também acreditou em mim ao longo desses anos, que me ajudou a chegar até aqui. À minha família que, onde quer que esteja, me proporcionou valores e aprendizados importantes. Ao meu time de ouro, Rani, Livia, Giovanna e Rodrigo Francisco, que fazem com que minha missão chegue a tantas vidas. Juju, Lu, Clara, Michelle e Fernandinha, a melhor rede de apoio que eu poderia ter, além do primo Victor, que está sempre de prontidão para nos ajudar. Maja e Martin, meus primos queridos, que nos acolhem todos os anos na Dinamarca e tiveram toda a paciência com a minha escrita durante as férias de 2023. Stina e Tommy, *sogringa* e *sogringo*, meu respeito e gratidão!

Fada na minha jornada evolutiva, Letícia Taveira, minha terapeuta quântica. Andréia Rigo, outra fada que sempre aparece em momentos de virada. Josy, que me alinha há anos com acupuntura e massoterapia. Cada uma dessas pessoas fortalece o movimento de autocuidado que eu tanto prezo!

Cerque-se de campeões. Acredito no poder da ambiência e daqueles que são capazes de elevar a nossa média: Joel Jota e Larissa Cieslak, queridos amigos, que vêm fazendo parte de um momento precioso da minha carreira. Julio Pereira e Mirian Pereira, meus mentores em Programação Neurolinguística, que contribuem com a minha jornada há mais de dez anos. Marcela "Titxer", Tia do Inglês, amiga de longa data, mulher inspiradora que já me ajudou bastante a clarear as ideias.

Lembrei com carinho das minhas professoras da escola, de cada professora de português, da tia Rosely, minha professora da primeira série, pois com ela comecei a aprender a ler e escrever. Novamente minha mãe, que sempre deixou que eu brincasse na máquina de escrever do trabalho dela e digitava com tanta graciosidade que aquilo, desde cedo, me encantou.

Agradeço a Louise Hay, por ser uma grande mestra nessa escola da vida, por quem tenho grande respeito e reverência.

Cris e Ale, Doug e Carol, Bruna e Humberto, Ellen e Bruno, Vitor DiRenzo, Mari e Cata, casais e amigos que são como irmãos de caminhada, pelos quais tenho tanto carinho e apreço.

Matheus Benatti, Diego Santos e Matheus Velozza, meus sócios no Zen, que acreditaram prontamente em minha ideia lá em 2016 e a transformaram, junto com o Crica, em um aplicativo incrível que apoia a saúde mental e emocional de pessoas em mais de 150 países.

Ludmilla Rossi, Dani Junco, Izabella Camargo, mulheres que admiro e que elevam a minha média! Kalina Juzwiak, grande amiga e coautora do meu primeiro livro. Marcela Inforzato, que esteve comigo em quase todos os principais acontecimentos da minha vida, muitos deles relatados aqui neste livro. Agradeço também às amigas de infância do colégio SJ, com quem dividi vivências ao longo de mais de trinta anos.

E, se vamos falar sobre autovalidação, preciso agradecer à mim mesma e à minha criança interior também! (Risos.) Fui uma pessoa que viveu a maior parte da vida correndo contra o tempo, perdida em prazos e bloqueios com a agenda cheia. Ressignifiquei, aprendi, lapidei e evoluí. Hoje sou uma mulher em melhoria constante, que finalizou o seu segundo livro antes do prazo dado pela editora. Sem apoio em bengalas emocionais, sem criar tanta interdependência, sem precisar segurar na mão de ninguém para cumprir com as suas responsabilidades. Sou grata por todos que me ajudaram a chegar até aqui, nessa versão atual grandemente melhorada. E meu compromisso é ajudar você a perceber quanto valor já existe por aí e, provavelmente, você não esteja percebendo!

Vamos lá?

Um presente para você!

Em 2015 passei por um momento desafiador na minha vida. Sentia falta de um apoio diário focado em bem-estar e saúde mental. Seria maravilhoso ter conteúdos motivacionais logo que eu acordasse e algum relaxamento antes de dormir, como um ombro amigo mesmo. Conversando com meu marido Crica e com três amigos sócios dele, Matheus, Veloza e Diego, foram surgindo algumas ideias, até chegar no que hoje é o Zen, aplicativo focado em saúde mental de que tive a honra de ser a cofundadora. Unindo a visão e a experiência de cada um dos sócios, desenvolvemos esse aplicativo com conteúdos focados no bem-estar emocional. O Zen nasceu em março de 2016 e o impacto nos usuários foi imediato. Ficamos muito contentes com a repercussão e com quanto estávamos apoiando as pessoas que passaram a utilizar o aplicativo. Por meio de meditações guiadas, muitas delas por mim, passamos a receber relatos de pessoas do Brasil inteiro: o Zen estava ajudando a acalmá-las, a dormirem melhor e a levarem a vida com mais leveza. A partir desse momento o Zen começou a crescer; incluímos idiomas como inglês e espanhol e fomos eleitos um dos 10 melhores apps de 2016 na App Store. Hoje o Zen impacta usuários não só do Brasil mas do mundo todo, e conta com 8 milhões de downloads em 150 países. Com 46 mil avaliações na App Store, o Zen

App mantém uma nota de 4.9 e é o app de bem-estar mais bem avaliado na plataforma. E agora vem a melhor parte: este livro dará a você 1 ano grátis de Zen para usar a hora que quiser! Basta acessar o QR code e seguir o passo a passo para garantir a sua assinatura!

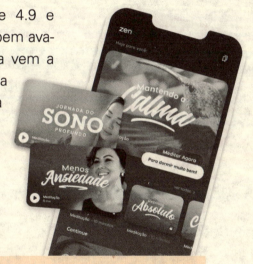

Uma feliz jornada apoiada também por este app, que transformou minha vida e apoia pessoas pelo mundo todo!

Sumário

14 PREFÁCIO

20 INTRODUÇÃO

capítulo 1
27 O HORIZONTE E A PEDRA NO CAMINHO

capítulo 2
37 AFINAL, A TAL DA "MELHOR VERSÃO" EXISTE?

capítulo 3
47 SER A SUA MELHOR VERSÃO É MELHORAR UM POUCO A CADA DIA

61   capítulo 4
ATUALIZAÇÃO DE EXPECTATIVAS:
UM OLHAR REALISTA

73   capítulo 5
IDENTIFICAÇÃO DA VERSÃO ATUAL:
A GENTILEZA DA AUTO-OBSERVAÇÃO

83   capítulo 6
VALIDAÇÃO DA VERSÃO ATUAL:
A FORÇA DA AUTENTICIDADE

103   capítulo 7
PONTOS CEGOS X PONTOS DE
MELHORIA: A DESCOBERTA DA GENERAL

125   capítulo 8
MAPA DE ACOLHIMENTO:
O QUE FAZER COM A GENERAL?

137   capítulo 9
MAPA DE ACOLHIMENTO: DIANTE
DA DOR, DA RUPTURA E DA PERDA

175   capítulo 10
MAPA DE SUSTENTAÇÃO:
ALICERCES DO *SELF*

195   capítulo 11
MAPA DE EXPANSÃO:
A PLENITUDE DE SER VOCÊ

205   capítulo 12
ESCOLHA FAZER AQUILO QUE PREENCHE
A SUA VIDA E PERMITA-SE RECOMEÇAR

217   conclusão
A SUA VERSÃO ATUAL
JÁ TEM MUITO VALOR

Prefácio

Estou sentada em meio a centenas de pessoas em um auditório. É um evento de premiação da minha faculdade. Não sei bem os critérios nem as categorias, sei apenas que recebi um convite para estar aqui hoje. Durante os projetos finais, recebo alguns tapinhas nas costas e sorrisos de professores, parabenizando-me pelo belo projeto criado, mas praticamente sem apoio do meu mentor. Ele preferiu dar atenção aos alunos que estavam com mais dificuldade de desenvolver seus projetos. Fiz alguns atendimentos com ele, mas eventualmente nem isso fiz mais. Apenas segui meu coração e criei um projeto, e hoje estou aqui, por alguma razão. Vim sozinha. Minha família não pôde comparecer, e a verdade é que só decidi passar rapidamente para ver do que se tratava. Estou divagando. Mas escuto uma voz distante repetindo o meu nome. Parece o meu nome. Quase como um despertar, vejo que no palco alguém de fato me chama. Olho em volta para me certificar de que o lance é mesmo comigo. Mas quem quero enganar? Ninguém tem o nome igual ao meu. Eu me levanto. Subo as pequenas escadas ao lado do palco, ainda confusa. Aperto a mão de pessoas que nunca vi, recebo abraços e palavras de incentivo. Olho para o auditório e vejo centenas de pessoas batendo palmas. Sei que dei o meu melhor. Eu me esforço e sempre busco ser a minha melhor versão em tudo que me proponho a fazer. Mas, neste instante, o som dos aplausos parece se dissolver. Olho para o prêmio nas minhas mãos, esboço um leve sorriso totalmente superficial ao pedirem uma foto e sou invadida por um grande vazio. Não é o primeiro palco em que subo. Nem o primeiro prêmio que recebo. Mas é a primeira vez que olho de frente para este sentimento – de ter escalado uma montanha, mas não conseguir apreciar a vista ao chegar ao topo. Ou melhor, a sensação que cresce dentro de mim. No fundo, nem sei como cheguei aqui. Nem por quê.

Essa situação descreve apenas alguns dos palcos em que subi na vida. Alguns mais altos, outros em forma de conquistas cotidianas, mas é com certeza uma sensação que se apresentou várias vezes até eu conseguir identificá-la e dar nome a ela. Uma busca constante por conquistas – cumes, pódios, prêmios –, mas um vazio ao chegar no topo. Em vez de dar atenção para essa sensação, desviava o olhar e buscava a próxima escalada. O som dos aplausos não me tocava. As palavras de elogio não me atravessavam. Desde criança aprendi a ser independente e conquistei o que me propunha a conquistar, mas até então era para impressionar. Para buscar aprovação. Para pertencer. Para tentar arrancar uma palavra de orgulho ou mesmo o afeto dos meus pais. Mas em tantos desses palcos eu estava sozinha física e emocionalmente. Outros olhavam o meu palco e me parabenizavam ou queriam estar no meu lugar. Comparavam-se. Às vezes até invejavam. Mas mal sabiam eles a real sensação de estar ali. Ou, na verdade, a minha impermanência de estar ali em pé, mas ao mesmo tempo olhando para o próximo cume. O próximo projeto. Movimento. Diálogo. Passo. Dia.

Gastava tanta energia olhando para fora que fui me distanciando de dentro e permitia que os outros ditassem o meu valor. Não estava fazendo nada disso por mim. Minha chama interna parecia se apagar a cada dia. Esperava reconhecimento dos outros, mas não reconhecia o meu próprio valor. Até que comecei a me perceber e aos poucos despertar. Nesse ponto, eu sabia quem deveria ser, o que deveria fazer, como deveria me comportar e a imagem que deveria passar. Usei essa máscara por muito tempo sem saber que poderia respirar sem ela. Mas quando fechei os olhos descobri outro universo de possibilidades: aprendi a me escolher. Inflei o peito com coragem, mergulhei e me deixei afundar nas profundezas do meu ser. Eu me reencontrei com passados de que já não tinha mais memória. Entrei e saí dos meus segredos. Explorei minhas emoções, mas nunca deixei de acreditar que o amor por mim mesma sempre esteve ali – um tanto quanto encurralado, mas esperando para ser encontrado. E então, ao voltar para a superfície e finalmente expirar, encontrei a força nos meus pulmões para explorar. E então respirar sem máscara.

Já posso dizer que a primeira vez que você se escolher vai parecer um erro, mas um dia esse erro vai virar um hábito. Assim como o hábito de mergulhar para dentro, nas águas rasas e profundas que habitam os nossos mares. Olhamos de frente para luzes e sombras. Uma dança de marés – às vezes cheias, às vezes vazias. Toda manhã um novo dia, uma nova vida. Um renascer no constante ciclo de vida-morte-vida que um dia traz. Ao abrir os olhos, temos a escolha de transformar o nosso dia em uma grande aventura: uma ida a um parque de diversões; um barco que sai em uma direção, mas não necessariamente com um destino, atravessando tempestades e calmarias; uma escalada; a escrita do seu próprio roteiro. O desenho da sua história.

A analogia que quiser usar é a que vai funcionar melhor para você.

A verdade é que não acordei um dia e me tornei essa versão que sempre desejei. Mergulhei procurando por ela, me conectei a ela. Despertei, caí, levantei. De novo e de novo. E estou aos poucos me ocupando dela. O mergulho é constante e diário. Não se engane: todo mundo – todo mundo mesmo – tem suas batalhas, e na maioria das vezes elas são silenciosas, em meio a este mundo barulhento em que vivemos.

Não mergulhe para encontrar a tranquilidade. Mergulhe para encontrar com a realidade. Ao encontrá-la, você desenvolve clareza e aceitação, e com clareza e aceitação você deixa de fugir daquilo que é verdadeiro. Deixa de fugir da verdade que é ser você. Ao deixar de fugir, você encontra o silêncio, e é no silêncio de estar consigo mesmo que se encontra a tranquilidade.

Se eu não fizer isso por mim, quem fará?, me perguntei um dia. E quero te perguntar isso hoje. Quem é a pessoa mais responsável pela sua vida?

Ouse assumir essa responsabilidade, mergulhar e nadar, mesmo que contra a correnteza. Você pode ter certeza de que não estará sozinho nesse processo. Ao olhar para o lado, encontrará outros nesse mesmo fluxo. Cada um no seu ritmo, cada um no seu tempo. Mas podemos estender a mão, nos (re)conhecer e dizer: *O mergulho é seu, mas eu estou aqui, com você.*

Este livro é sobre isso. A Juliana estende a mão, provoca e convida para uma nova perspectiva. Para que você comece, ou continue, a mergulhar e possa descascar essas camadas que talvez ainda estejam no seu caminho para ocupar esse lugar que já é seu.

Para alguns o processo acontece de forma mais explosiva, como um susto. Para outros é um deslizar preguiçoso.

Há quem deseje mergulhar todos os dias. Há quem pense nisso de vez em quando. Há aqueles que nunca se lembram de lembrar. Que buscam com ardor. Que preferem não nadar. Que buscam outras direções. Que se distanciam. Que escrevem sobre isso. Que não gostam de quem escreve sobre isso.

E há eu. E você. E estamos aqui, todos no mesmo barco. Bons mergulhos.

Com carinho,

Kalina Juzwiak
Criadora da marca kaju.ink,
artista multimídia e palestrante sobre
empreendedorismo no mundo da arte

Introdução

Você chegou até aqui carregando muito. Carregou sonhos, realizações, experiências, desilusões, mágoas, recomeços e alegrias. Sua história é rica; seu repertório é imenso. Só que, provavelmente, você já quis apagar alguns capítulos, rasgar páginas ou até mesmo jogar fora o livro da sua vida.

Viver é, sim, um importante desafio. Independentemente do que você esteja vivendo agora, se chegou até aqui é por um motivo nobre e genuíno: para se dar uma chance. Saiba que isso é precioso demais, pois nem sempre somos capazes de enxergar o recomeço. Acreditamos que estamos fadados à nossa realidade, seja ela boa ou ruim, que é o que temos, tudo o que temos. Eu preciso discordar e peço licença para tal.

Podemos, a cada dia, a cada instante, criar a nossa realidade; desde a maneira como nos sentimos até a maneira como nos comportamos e relacionamos. Damos significados e geramos nossos resultados. É possível ter quantos recomeços você desejar para sua vida, justamente pelo fato dessa sua vida ser *sua*. Só que insistimos em viver boa parte dela aprisionados na dor, no sofrimento, na escassez, ao que não saiu como gostaríamos, ao que não temos, ao que não somos ou ao que desejam que sejamos. Quantas vezes você sentiu que precisaria mudar e se reinventar, mas não soube nem por onde começar? Quantas vezes você percebeu que deveria dar um basta em determinados comportamentos e convivências, porém acabou na mesma: se acostumando ao desconforto, aceitando a zona de conforto?

Conformismo, muitas vezes, é a saída mais fácil, e eu também já me vi nesse ciclo de identificar a necessidade de ajustes nos caminhos da minha própria vida e me sentir em uma roda de hamster. Esta leitura vai ajudar você a perceber que muitos dos seus dilemas mentais, comportamentais e emocionais têm explicação. Você entenderá mais a fundo como a sua mente funciona diante de estímulos novos e como as suas emoções se desenrolam por meio de estímulos e gatilhos, ganhando novas formas de reagir ao que se passa nos níveis mais profundos do seu universo interior e exterior.

São mais de catorze anos trabalhando como criadora de conteúdo na internet, tendo contato diário com as mais diversas indagações dessa comunidade com quem tenho a honra de dialogar e que, de alguma forma, amparo. Confesso que, ao longo de mais de uma década de contínuo aprendizado sobre comportamento humano, gestão emocional, espiritualidade e autoconhecimento, meus maiores aprendizados foram dentro de casa. E dentro de mim mesma. Por vezes, tentaram me colocar em um patamar distante ou inacessível, mas eu escolho me colocar aqui, desde já, de igual para igual, porque entendo que ainda há muito o que aprender, o que sentir e o que superar. Uma vez que consiga acolher os seus problemas – mais precisamente, cada um de seus problemas, sejam eles pequenos ou grandes –, você tirará preciosas lições. Quero que mude o seu jogo, mude a sua vida! Aposto que você vai se dar conta de que pode muito mais e que tem mais potencial do que, hoje em dia, é capaz de perceber.

Avançar nessa direção, portanto, exige que façamos um trabalho conjunto em alguns pontos importantes ao longo desta leitura:

- **Atualização de expectativas:** Vamos começar criando um olhar mais realista sobre a forma como mente, emoções e comportamentos funcionam. Dessa forma, você passa a compreender que não está sozinho quando sente bloqueios, medos e inseguranças, porém é possível contornar essas limitações conforme ganha mais conhecimento sobre as artimanhas da nossa própria mente diante do novo.

- **Identificação da versão atual:** Faço um convite à auto-observação por meio de presença e gentileza. Será que você tem sido uma boa companhia para si, será que a sua noção de valor próprio está verdadeiramente adequada? Reprogramar a maneira como nos enxergamos, nos tratamos e nos validamos é uma forma de renascer e, faço questão, de abrir esses caminhos para você ao longo desta leitura.

- **Validação da versão atual:** Buscamos sentir amor, aprovação e aceitação; são desejos de qualquer ser humano. Entretanto, usamos uma grande parte do nosso tempo reforçando tudo o que não gostamos em nós, por dentro e por fora. Reestabelecer uma percepção mais saudável nos oferece a oportunidade de ressignificar a nossa própria existência.

- **Pontos cegos × pontos de melhoria:** O caminho do autoconhecimento nos convida a encontrar a nossa luz, só que, com isso, vamos evidenciar algumas sombras, inclusive algumas cuja existência nem imaginávamos. Ao compreender como a mente, as emoções e os comportamentos costumam funcionar, você saberá como se auto-observar e, minimamente, fazer uma autovalidação, ou seja, conseguirá acessar as suas sombras e isso não será tão assustador. Pelo contrário, você entenderá que ter consciência é a única forma de abrir os caminhos de cura e melhoria.

- **Mapa de acolhimento:** Não esperar de outras pessoas certas coisas pode poupar a você muita frustração. Criar novas formas de se relacionar consigo mesmo, inclusive diante das suas sombras mais incômodas, é possível. Quando há mais autorrespeito e acolhimento, fortalecemos uma série de outros ganhos, como autoestima, amor-próprio e autonomia.

- **Lidando com a dor, o luto e a perda:** Seguindo os caminhos do acolhimento, vamos navegar por águas densas mas necessárias. Não é nada fácil se colocar de peito aberto diante da dor, porém conhecer mais a fundo as etapas e profundidades emocionais do luto e de uma ruptura pode ajudar você a fluir com um pouco mais de conforto por entre essas correntezas.

- **Mapa de sustentação:** Conforme avança, você também cresce, e, para que o crescimento seja sustentável, além de sólido, é essencial cuidar dos alicerces mais profundos. Conhecer o que alicerça você, o que sustenta as suas estruturas, mesmo diante dos vendavais mais desafiadores, é saber que na tormenta você não desabará porque teve iniciativa de se preparar e segue cuidando bem de suas bases.

- **Mapa de expansão:** Quando você se ouve, se entende e se percebe, torna-se capaz de encontrar satisfação no fato de que você já é um movimento profundo que acontece de dentro para fora. Você expande. Expande o seu potencial, a sua luz, os seus resultados e a sua capacidade de criar a sua nova realidade, agora muito mais alinhada à sua verdadeira essência. Aí, sim, começa a verdadeira vida bem vivida. Uma vida de real protagonismo.

Ganhando mais conhecimento sobre as suas estruturas intrínsecas, ou seja, sobre a sua essência, além de ampliar a sua percepção sobre tendências naturais de nós, seres humanos, você conseguirá acolher muitos dos seus processos, porém com mais qualidade e maturidade emocional.

Em vez de lutar contra os bloqueios, brigar com as emoções indesejadas ou se sentir incapaz de elaborar o medo, a insegurança e a procrastinação, como se esses sentimentos pudessem engolir você, com a minha ajuda, você será protagonista da sua vida e poderá liderar o seu processo mental e emocional.

Não posso garantir que a sua vida será mais fácil, mas posso prever uma melhora significativa na maneira como se sairá diante daquilo que costumava paralisar você. Não posso eliminar os problemas que, sim, vão aparecer e reaparecer, mas posso ajudar você a conseguir melhorar a forma como vai reagir a eles, agora com uma resposta mais consciente e aprimorada. Por fim, não é possível transformar a vida em um mar de rosas, imune a tombos e desequilíbrios, contudo é possível praticar rituais de fortalecimento de nossos pontos fortes, habilidades comportamentais, mentais e emocionais. E isso fará toda a diferença!

capítulo 1
O HORIZONTE E A PEDRA NO CAMINHO

Você já ouviu conselhos como "pense positivo" e "não há razão para se sentir assim", que parecem minimizar as suas emoções genuínas? Ou quem sabe tenha vivido situações em que sugeriram que os seus desafios eram culpa da sua falta de positividade? Isso acontece – e muito.

    A positividade tóxica, disfarçada de bons conselhos, tem nos rodeado mais do que imaginamos. Mas não para por aí. Você certamente já se deparou com um *feed* de rede social de dar inveja até ao mais indiferente: o casamento perfeito, a viagem dos sonhos e o corpo escultural. Todas as conquistas com um único objetivo: ser a sua melhor versão. "Seja a sua melhor versão, mas faça isso nas Maldivas." "Seja o melhor que você pode ser, treinando sete vezes por semana e com uma dieta altamente restritiva." "Viva a sua verdadeira essência, mas não reclame."

    Bem, a verdade é que, com anúncios como esses (quem também não tem a impressão de que conteúdos assim parecem estar sempre tentando nos vender algo?), em um mundo inundado por informações e padrões de perfeição, é fácil se sentir perdido ou diminuído. Parece que, à sua volta, todos estão bem, estão felizes, e isso faz com que você se sinta ainda mais só, fracassado. E essa *autocobrança*, que insiste em ocupar um lugarzinho especial na sua mente, vai se deparando com mais e mais obstáculos que impedem você de alcançar a tal "versão melhorada", e o seu vazio só aumenta.

Essa pressão por estarmos constantemente felizes e por termos os melhores resultados, independentemente do que esteja acontecendo ao nosso redor, nos afasta daquilo que é real: a vida não é uma foto, não é uma peça estática, mas um filme em constante movimento, cheio de jogos de luz e um roteiro elaborado que pode precisar de reescrita. E, nessa projeção de contrastes, não devemos negar a existência de emoções difíceis, mas aceitá-las e aprender a lidar com elas de maneira saudável: é o que nos ensina a Psicologia Positiva. Além disso, a própria Neurociência revela que forçar um otimismo excessivo pode ser extremamente prejudicial para uma mente tão complexa quanto a nossa. O que resulta disso? Se caiu, vai doer, mas também vai sarar.

O grande problema é que, quando nos colocamos nessa busca por alguém que não somos, mas que desejamos ser, acabamos por supervalorizar as emoções boas e ignorar as ruins. Sabe aquela sensação de estar em movimento, mirando um ponto distante, como se você estivesse caminhando vigorosamente, olhando atentamente o seu destino final, como uma linha de chegada? Você dá o seu melhor, avança, respira fundo, tira forças nem se sabe mais de onde e, chegando quase lá, depois de dar o máximo de si, perto do seu objetivo tão almejado, tudo fica nebuloso. E o objetivo não está mais no seu campo de visão, muito menos ao seu alcance físico. Sim, você levou um baita tombo, inesperado e dolorido, justamente quando estava no ápice do seu engajamento físico e mental. Nesse momento, as suas emoções vêm como uma avalanche e percorrem cada célula do seu corpo, invadindo o seu cerne e engolindo você.

Eu já levei muitos tombos na vida – metafóricos e literais, afinal, fui atleta de patinação artística durante boa parte da minha história. Mas o curioso é como esses dois tipos de tombo, o real e o emocional, se encontraram em um episódio específico e se tornaram um só. E é sobre ele que quero falar com você.

QUANDO A SUA MELHOR VERSÃO FALHA

Era o meu último campeonato brasileiro na categoria de figuras após uma carreira de quase dez anos. Eu era a favorita para vencer e receber esse título tão importante. Foram anos de preparo para estar lá, inúmeras temporadas avançando nas categorias e níveis. Fui passando pelas etapas regionais com maestria para que pudesse me classificar para disputar o tão sonhado campeonato brasileiro. Tudo deu certo, todo o esforço e a dedicação. Eram aproximadamente cinco horas de treino, cinco vezes por semana, e lá estava eu, melhor do que nunca. Minha família estava orgulhosa e, para o meu clube, para os técnicos e para os amigos patinadores, eu era a aposta naquele ano.

Chegou o grande dia, após alguns treinos de reconhecimento de pista e ambientação. Na patinação artística, patinamos sobre rodas e, dependendo da pista, muda a forma como nossas rodinhas aderem ao solo. Isso faz muita diferença na performance. O pesadelo de um patinador é uma pista escorregadia e posso dizer que aquela era uma das pistas mais lisas, estáveis e confortáveis que já havia patinado. No clube em que praticava, a quadra era antiga, cheia de irregularidades e com necessidade de manutenção (por vezes, via ratinhos passando pelos canos expostos acima da pequena arquibancada de madeira). Quando chovia, precisávamos colocar baldes na quadra para que as várias goteiras não formassem poças, colocando em risco nosso treino. Foi em uma pista ruim que me tornei uma ótima atleta, o que me faz compreender que, quando queremos e colocamos energia em um objetivo, são poucos os obstáculos capazes de nos impedir de avançar.

Meia-calça novinha, brilhante, rolamentos lubrificados e cabelo impecavelmente alinhado em um coque. Eu mesma fazia a minha maquiagem desde os 12 anos: sombra furta-cor e delineador. Collant de competição, branco cirrê, com tule de lycra bege no colo, strass percorrendo o decote. Eu estava pronta e a hora havia chegado. Ginásio lotado, pessoas de todos os cantos do Brasil, atletas da Argentina e do Uruguai também, que vinham participar de workshops e ver os melhores atletas do Brasil.

Nessa modalidade não há música e é um requisito que todos os presentes fiquem em silêncio. É uma categoria em que concentração é primordial, pois trabalhamos com o máximo da precisão ao contornar de maneira extremamente habilidosa círculos desenhados no chão, realizando manobras com um só pé, sem sair da risca. Era ali que eu realmente me destacava. No silêncio absoluto eu entrava em um mundo paralelo, mergulhava em mim e fluía pelas linhas com tamanha leveza e graça.

Primeiras etapas concluídas, os círculos maiores e suas respectivas manobras, tudo concluído com primor. As atletas que estavam competindo comigo eram as melhores de cada estado e, realmente, eram impecáveis. Comecei a reparar na maneira como executavam os movimentos e percebi que o nível daquela competição estava mais elevado do que havia imaginado. Mas eu estava indo muito bem, era só continuar.

O último circuito era o mais desafiador para mim: o bócula, um nome que, só de pronunciar, me dava arrepios, pois eram círculos menores, em que existia uma voltinha no meio. Para essas manobras, afrouxamos os eixos dos patins para poder executar ângulos mais fechados. Já sabia de olhos fechados quantas voltas eram necessárias dar em cada *truck*,[1] nada que fosse novo, mas nunca em uma competição tão importante. Minhas mãos estavam mais geladas do que o habitual; minhas pernas já não estavam tão firmes. O que estava acontecendo? O ar parecia não entrar.

Então chegou a minha vez! Eu sentia frio e suava ao mesmo tempo, com o coração acelerado. Eram quatro árbitros que ficam literalmente do seu lado para avaliar a sua precisão e um árbitro geral, no caso uma mulher que, só de olhar, me dava medo. Eu devia ter uns 14 anos ali, já competia havia cinco, mas nunca tinha sido a favorita em um campeonato brasileiro. Dei a primeira volta, ufa. Segunda volta, feito. Cada voltinha me fazia tremer por dentro. Perto de concluir meu percurso, ao executar uma das últimas voltas, perdi o equilíbrio. Meu pé esbarrou na pista de madeira. Um "aaaaa" coletivo irrompeu o silêncio absoluto. Eu queimei. Meu mundo escureceu. Isso significava ter meu percurso desclassificado. Significava que eu havia perdido na última volta. Significava que o sonho havia acabado.

A partir daí não lembro de muita coisa, não lembro de chorar nem de dizer uma palavra, fiquei apática, derrotada, arrasada, foi um choque. Não estava preparada para aquilo, já que havia treinado por anos para chegar lá. Era a minha melhor versão sonhada ali. E ela falhou.

---

[1] Parte da base dos patins que faz a distribuição do peso para cada roda, dependendo das manobras e do direcionamento do patinador.

"
O pior julgamento
é aquele que você
recebe repetidas
vezes de si mesmo.
"

Depois desse episódio, nunca mais venci uma competição dessa categoria, inclusive desisti dela depois de algum tempo, pois me causava gatilhos horríveis e tremenda ansiedade. Aquilo gerou um trauma dentro de mim e, além de não ter maturidade emocional, não tive nenhum apoio psicológico para reaver o estrago emocional que havia se instalado. Eu me odiei e me culpei por anos por ter estragado tudo.

E você? Já levou algum tombo assim? Talvez não tenha sido uma combinação de tombo literal e metafórico como o meu, mas pare e reflita: você consegue se lembrar de algum momento da sua vida em que tenha se sentido sem chão?

* Quais tipos de pensamento você teve?
* Quais emoções sentiu naquele momento?
* Qual foi a sua reação?

Assim como nas leis da Física, tudo depende de um referencial. Vai depender de como você estava naquele momento, de como acordou, o que comeu, como passou o dia. O que você tem passado na sua casa, no seu trabalho e, de uma forma mais ampla, na sua vida, também determina o tamanho do impacto que esse tombo tem sobre você. Pode ser que, por ter levado esse tombo hoje, haja certa repercussão. Se ele tivesse ocorrido ontem, teria outro resultado.

Por mais que a gente tenha se preparado, levar um tombo não costuma ser confortável, mas saiba que o preparo, fortalecido por disciplina, constância, acolhimento e autovalidação, faz diferença, sim: a maneira como você se reerguerá será diferente. E é para isso que estou aqui, diante de você, por meio desta leitura. Para ensinar você a cair com mais habilidade, a não se machucar tanto e, quem sabe, caso se machuque mesmo assim, mostrar que esse aprendizado pode ser um bom curativo. E toda essa metáfora se aplica também aos assuntos da mente e do coração.

capítulo 2

AFINAL, A TAL DA "MELHOR VERSÃO" EXISTE?

Um tombo inesperado representa, muitas vezes, uma pausa em nossa corrida maluca atrás dessa melhor versão. Você mirou nela com a melhor das intenções, com o seu desejo por uma vida melhor, por um aprimoramento dos sentidos, para ter mais orgulho de si, além de objetivos bem pessoais e específicos, como obter amor e aceitação. Porém, ao mirar essa melhor versão, talvez você tenha dedicado a ela uma positividade – devo admitir, parecida com a minha – um tanto estranha, a famosa positividade tóxica. Aquela que nos induz a só ver o ganho em vez de considerar também os percalços do caminho. Energia propulsora, capaz de alavancar o avanço, entretanto incapaz de gerar previsibilidade e defesas diante da queda. O resultado disso é a desconexão com o momento presente, bem como a falta de percepção sobre o aqui e o agora. É como se, de repente, houvesse uma falha na cooperação dos nossos sentidos, em que o excesso de visão de futuro se torna o responsável por uma cegueira temporária.

Essa falta de percepção implica uma série de prejuízos que, por sinal, já foram sentidos por mim e, talvez, por você também. Quantas e quantas vezes dei mais energia do que podia para ser o melhor possível, porém esse melhor possível violentava os meus limites de saúde mental? Excesso de rigidez para entregar os resultados de forma impecável, excesso de autocrítica quando não sentia que era boa o bastante, imensa dificuldade em receber um feedback negativo. Uma vida em que você sente esgotamento, e a satisfação fica em um lugar longínquo e inalienável. A felicidade nunca chega ou, quando chega, vai embora rapidamente e logo aparece o próximo pensamento negativo. Com isso, vamos nos desconectando de quem somos e não conseguimos nem perceber os sinais que estão bem à nossa frente. Miramos tão distante e nos tornamos um tanto impessoais – o exato oposto da autenticidade, ponto forte que sustenta o protagonismo. Perceba que, mesmo com a melhor das intenções, se falharmos em equalizar as nossas polaridades comportamentais, errando a dose do nosso esforço, obteremos mais prejuízo do que benefícios.

Quem me via de fora me considerava uma pessoa calma e equilibrada, mas a verdade é que esse equilíbrio todo era semelhante a estar em uma corda bamba sem aparatos de segurança. Tensão constante, medo e rigidez são sentimentos que anulam qualquer possibilidade de curtir o processo e relaxar. Talvez eu até conseguisse chegar do outro lado, atravessando do ponto A ao ponto B, mas, quando estava novamente em segurança, desmoronava, pois havia sido duro demais sustentar a travessia. Me sinto responsável por ter nutrido, ao longo de anos, a positividade tóxica dentro de mim. Responsável, não culpada. Eu mesma era o lobo na pele de um cordeiro, tudo o que sabia era me cobrar, me culpar, me depreciar, como um treinador rigoroso que esquece que, no fundo, aquele atleta é um ser humano nadando em emoções reprimidas.

Emoções reprimidas são capazes de afogar até o mais habilidoso dos atletas; emoções reprimidas amplificam o nível de toxicidade que percorre o nosso ser e, aos poucos, vamos definhando, já que o sorriso no rosto provavelmente ainda está lá, mesmo enquanto o mundo interno se encontra em escombros. E foi só com muita terapia, conhecimento e prática que aprendi a sentir e a pausar o sorriso no rosto

> Até que ponto essa busca da melhor versão realmente vale a pena?

quando ele não for o que representa o meu mundo interior de maneira congruente. Aprendi a sair de cena para lidar com as minhas emoções em vez de sufocá-las e estourar depois com quem mais amo. Aprendi coisas tão valiosas que escolhi não levar tudo isso só comigo, mas, sim, dedicar o meu trabalho ao despertar de mais e mais pessoas que merecem viver uma vida intencional, leve e autêntica.

POR QUE MUDAR É DIFÍCIL?

Alinhar o que sentimos com o que exteriorizamos não é tarefa fácil. Então, para preparar o nosso território para as nuances iniciais de quebra de paradigma que surgem muito conectadas à nossa missão de compreensão de como mente, emoções e comportamentos funcionam, gostaria de explicar por que a mudança pode ser tão sofrida.

* Por que mudar parece tão difícil?
* Por que não tomo novas atitudes mesmo sabendo o que precisa ser feito?
* Por que procrastino tanto?

Esses são questionamentos que recebo diariamente de minhas seguidoras, alunas e mentoradas. Questionamentos que eu mesma já repeti inúmeras vezes no início da minha jornada evolutiva. Felizes são aqueles que, enquanto buscadores, se permitem procurar também a compreensão dos mecanismos naturais do ser humano. Claro que é extremamente válido rever do que gostamos, repensar o que fazemos, como o fazemos, recalcularmos a rota e atualizarmos a nossa identidade. Só que, para mim, que carregava um sentimento bem desconfortável de culpa em já "me conhecer bem" e não conseguia entender ou mudar certas questões em meu universo interior, fez uma imensa diferença ir além e buscar conhecimento sobre Neurociência. Com isso, obtive explicações sobre padrões e repetições, os quais me deixavam em estado de frustração intensa.

Por isso, se você chegou até aqui com o desejo genuíno de se transformar, precisamos andar alguns passinhos para trás com o intuito de compreender algumas razões pelas quais sentimos frustração, raiva, vergonha, incapacidade e impotência diante do novo. E esse é exatamente o percurso que qualquer mudança e transformação pessoal e profissional exige. Passamos a criar camadas de resistência à mudança, ainda que inconscientemente, até mesmo porque, de acordo com estudos da Neurociência e da Psicologia, o cérebro humano busca economizar energia e preservar a estabilidade cognitiva.

A seguir, compartilho uma análise mais aprofundada sobre o comportamento do nosso cérebro em diversos contextos mas, antes, preciso esclarecer que trago essas informações não só a título de conhecimento mas também no intuito de fomentar o acolhimento pelos seus processos naturais, que, assim como os meus, podem causar muito conflito interno e julgamentos sobre seu valor, capacidade e identidade.

A teoria de que o cérebro naturalmente economiza energia e evita conflitos é amplamente discutida na Neurociência e na Psicologia, e várias pesquisas contribuíram para o desenvolvimento desse conceito. Embora não haja um conjunto específico de autores ou cientistas exclusivamente associados a essa teoria, algumas linhas de pesquisa relevantes incluem: *neuroeconomia e tomada de decisão* (que estuda como o cérebro humano tende a buscar atalhos mentais e economizar energia ao escolher algo); *teoria do processamento de informação* (que considera a capacidade limitada do cérebro de processar informações e a tendência em buscar eficiência e economia de energia nesse processo); *teoria da minimização do erro* (que sugere que o cérebro humano busca minimizar erros e conflitos cognitivos para economizar energia e preservar a estabilidade cognitiva); e *teoria da dissonância cognitiva* (que explora a tendência do cérebro humano em evitar conflitos cognitivos e buscar coerência interna para reduzir o desconforto mental associado a crenças e informações contraditórias).

Os conflitos cognitivos – gerados por dúvidas, indecisões, crenças, informações, atitudes e comportamentos – podem ser desconfortáveis e desafiadores, mas também podem impulsionar o pensamento crítico, a reflexão e o crescimento pessoal. Eles podem levar à reavaliação e ressignificação de crenças, à revisão de informações e à busca de soluções que reduzam esse estado de tensão mental. Em outras palavras, é um belo lembrete de que, ao sentirmos desconforto e se permitir encarar isso em vez de recuar, podemos gerar bons aprendizados e oportunidade de crescimento. A ideia é que você passe a dominar a arte de encarar seus próprios desafios, fortalecendo, inclusive, a autoconfiança, a autonomia, a autoestima e a resiliência.

Entender o que se passa dentro de nossas mentes e corações é fruto do meu constante estudo e trabalho. É um progresso libertador e enriquecedor quando somos capazes de compreender o esperado e tornar o provável menos frustrante. É como descobrir as rotas de um trajeto, quando você vai a um novo destino, sem nunca ter trilhado os caminhos que levam até ele: talvez sinta dúvidas, inseguranças e, provavelmente, um pouco de fadiga da decisão para entender e decidir as rotas. O conhecimento é como ter uma mínima noção do território, como ter aprendido com um mapa ou um GPS, sem a necessidade de depender deles. Você flui, tem previsibilidade e mais confiança sobre o que está pela frente. Com o conhecimento, diante de qualquer mudança de planos, eventualmente haverá mais chances de adaptabilidade, já que a sua energia mental e emocional não se encontra no limite por conta da experiência, vivência e preparo obtidos como resultado de um conhecimento inicial.

PERMITA-SE DAR O PRIMEIRO PASSO

O desejo legítimo de evoluir pode se transformar em uma busca incessante por uma versão idealizada de si mesmo, elevando os nossos níveis de ansiedade e até de desconforto em relação à versão atual. Desconforto bem direcionado, noção de realidade e pontos de melhora são essenciais, porém dependem de uma base sólida que possa sustentar uma transformação. Caso contrário, haverá muito mais procrastinação do que motivação para a melhoria enquanto seguirmos insistindo em nos colocar para baixo ou, em vez de aprender a nos olhar nos olhos, bater no peito e reconhecer valor em nós mesmos. Penso que a beleza da vida reside na jornada autêntica, de constante autodescoberta, e não no destino, a tal da melhor versão.

De nada adianta seguir buscando a sua melhor versão sem ao menos olhar, cuidar e validar a sua versão atual. Por isso, sei que temos uma jornada pela frente cujo objetivo é transformar a maratona da sua vida em uma corrida com mais satisfação, permeada por resiliência, incentivo e autovalidação. Projetar a nossa autorrealização em uma versão melhor provavelmente baseada em comparação, em distanciamento de quem somos atualmente ou até em alguém inalcançável seria como projetar a nossa felicidade em algo que ainda nem aconteceu e voltar para o ciclo repetitivo da insatisfação constante, pois acabamos nos esquecendo de perceber, no aqui e agora, maneiras de apreciar o que nos farta, além de reclamar do que nos falta.

É preciso, então, olhar com presença e consciência a partir de agora para o relacionamento mais importante da sua vida: você consigo mesmo. Como anda a sua relação com as suas características mais profundas? E com as mais superficiais? Como você tem se tratado, se acolhido? Você tem sido a sua principal fonte de julgamento e cobranças? Nutrir um relacionamento interno mais saudável renderá relacionamentos interpessoais mais frutíferos e proveitosos.

Por enquanto, convido você a mergulhar de cabeça e coração, com uma dose de esforço inteligente rumo à harmonia, derrubando o mito da ditadura da melhor versão, que nos afasta do nosso eu verdadeiro e autêntico. Somos seres complexos, repletos de emoções conflituosas, e isso pode gerar momentos de confusão que deveriam levar à momentos de reflexão profunda. Nossa jornada não é ensolarada nem segue uma linha reta, mas, sim, um caminho sinuoso com altos e baixos. Por isso, nossa missão aqui é um mergulho para dentro, e não mais para fora. Todas as suas joias, aquelas que são únicas e insubstituíveis, estão dentro de você, e, com elas, você terá as suas respostas mais importantes. Olhar para dentro é como acender o farol da sua jornada, tornando o caminho mais seguro e fazendo com que cada próximo passo esteja mais amparado.

Bora?

capítulo 3

SER A SUA MELHOR VERSÃO É MELHORAR UM POUCO A CADA DIA

Antes de avançarmos, pode ser que você sinta que olhar a sua versão atual é sinônimo de estar diante de alguém por quem não tem muito apreço ou simpatia. Talvez exista realmente um conflito com sua pessoa atual, sustentado por suas crenças de identidade, merecimento, capacidade. Se me permite, não precisa se antecipar, pois estou ao seu lado e vamos de mãos dadas. Respire fundo e prepare-se para uma transformação importantíssima, para que você possa viver uma relação muito mais saudável e amorosa consigo mesmo. É aí que mora a chance de mudar a vida: tudo se transforma quando você muda de dentro para fora.

E essa ideia de se tornar a "melhor versão" pode, muitas vezes, parecer um salto ousado e difícil de alcançar. Mas e se eu disser que a verdadeira transformação se encontra nos pequenos passos consistentes? Abra espaço para o autocuidado, para o autoconhecimento que ilumina os cantos mais sombrios do seu ser. Assim como uma planta que cresce em direção à luz, cada pequeno esforço que você faz para aprender sobre si mesmo é uma vitória.

Este é o meu convite para uma jornada de autodescoberta, de libertação de padrões e de descoberta da magia que reside em sermos nós, na imperfeição que sustenta a maravilhosa autenticidade. Prepare-se para refletir e se transformar enquanto desvendamos as camadas da positividade tóxica e abraçamos a poderosa verdade de que a nossa autenticidade é o caminho mais brilhante para a nossa evolução.

ACEITE A SUA VULNERABILIDADE

Uma jornada rumo à autenticidade requer autoaceitação, exploração das nossas feridas e desafios e a coragem de abraçar a nossa verdadeira essência, mesmo quando isso significa ser vulnerável. Inclusive, se você me perguntar qual fator seria decisivo em uma jornada de amor-próprio e protagonismo, eu afirmaria sem hesitar: vulnerabilidade.

* O que significa vulnerabilidade para você?
* Em quais momentos ser quem você é permitiu que a sua autenticidade ressoasse?
* De que maneiras viver uma vida sem tantos filtros faz de você uma pessoa mais forte?

Esse tema rompeu os meus próprios paradigmas quando me deparei com uma abordagem totalmente diferente daquela que havia interpretado. Foi com a palestrante e escritora canadense Brené Brown que ressignifiquei a vulnerabilidade. Ela define vulnerabilidade como a disposição de se apresentar ao mundo sem máscaras, abraçando todas as imperfeições e incertezas que compõem a humanidade. Em uma cultura que muitas vezes associa a vulnerabilidade à fraqueza, Brené propõe que a vulnerabilidade é, na verdade, uma fonte de força e autenticidade.

Isso porque ela acaba sendo uma poderosa chave para conexões reais e significativas. Quando permitimos que outros vejam nossos medos e lutas internas, compartilhando a nossa jornada, criamos um espaço para uma empatia genuína. Em contrapartida, um ponto que considero importante em seus ensinamentos é que ser vulnerável não significa se expor indiscriminadamente. Estabelecer limites saudáveis é crucial para proteger a nossa integridade emocional e nos manter seguros enquanto nos abrimos para o mundo.

    O trabalho de Brené Brown, ao qual me sinto extremamente grata, ressoa profundamente em nossa busca por autenticidade em uma era em que a perfeição é constantemente procurada e exibida nas redes sociais. Ao desafiar a narrativa da inabalabilidade, ela nos convida a abraçar a plenitude de nossa humanidade, aceitando que nossa verdadeira força reside em nossa capacidade de sermos verdadeiros com nós mesmos e com os outros.

O ESFORÇO INTELIGENTE

Além da vulnerabilidade, o esforço inteligente é outro conceito muito relevante para nosso início de jornada, cuja definição gira em torno da ideia de agir de forma estratégica, eficiente e direcionada para alcançar resultados desejados.[2]

    Ainda que eu não seja contra mergulhar de cabeça e apostar todas as fichas em algo, considero a harmonia uma habilidade importantenesse contexto evolutivo. Harmonia é um termo que descreve a qualidade de equilíbrio, concordância e acordo entre diferentes elementos ou partes de um todo.

---

[2] Alguns autores que exploram ideias relacionadas ao esforço inteligente incluem Stephen Covey, em *Os 7 hábitos das pessoas altamente eficazes*; Charles Duhigg, autor de *O poder do hábito*; e David Allen, autor de *A arte de fazer acontecer*.

É um estado de coexistência pacífica e integração que resulta em uma sensação de beleza, tranquilidade e fluidez. Acredito ser totalmente possível mergulharmos de cabeça ainda que em estado de harmonia, com presença e consciência. Você observa, faz um mapa mental do trajeto, dos seus movimentos e da distância. Prepara-se primeiro mentalmente, entra em um estado interno favorável para amenizar o medo e a insegurança e, enfim, dá seu salto. Talvez o primeiro não seja, de cara, o mais satisfatório, mas tudo é treinável: dos pensamentos à gestão emocional, dos movimentos à neuroplasticidade do cérebro – que nos permite a adaptabilidade.

Se for para ir com tudo, o que muitas vezes na vida é necessário, que você vá pleno e íntegro, ou seja, praticando um esforço inteligente.

O QUE É SER A SUA MELHOR VERSÃO?

Ser a sua "melhor versão" não significa se transformar em alguém que não reconhece. É como mirar uma estrela distante enquanto se esquece da constelação à qual pertence. Portanto, é validar quem você é agora, aceitar as suas peculiaridades e abraçar a sua singularidade como um ato de amor-próprio e crescimento genuíno.

A verdadeira autenticidade reside na aceitação de quem somos, com as nossas fraquezas e os nossos momentos de crescimento. A Programação Neurolinguística (PNL) foi a primeira abordagem que me ajudou a transformar os meus pensamentos, palavras e atitudes nos caminhos do autoconhecimento. Com ela aprendi que a mudança positiva começa com a aceitação do presente, sem negar a realidade.

Deixe a positividade fluir naturalmente, permitindo que as emoções genuínas também façam parte da sua jornada. Afinal, é essa mistura de cores que cria o quadro completo da sua vida. Aceite cada matiz e saiba admirar essa obra enquanto ela está incompleta, com pinceladas que vão se somando e contando uma história única. Não perca de vista a pincelada atual, ainda que você não sinta todo o orgulho que gostaria do que vê.

No final das contas, a verdadeira melhoria está nas pequenas mudanças consistentes, não em saltos imensos e insustentáveis. Seu progresso não precisa ser um salto, mas, sim, um passo de cada vez. E mais importante ainda é se permitir viver no presente, enquanto mantém um olhar atento para o futuro.

Eu costumava ser extremamente positiva, daquelas pessoas que sentem e afirmam que vai dar tudo certo. E esse comportamento me abriu muitas portas, ajudou a desbravar lugares a que poucas pessoas haviam chegado, aprender novas habilidades e ter muitas conquistas. Mas isso não significa, por exemplo, que não existiram momentos difíceis para mim. Desse modo, ao longo da leitura, você vai observar que defeitos e sombras serão descritos como pontos de melhoria, para amenizar qualquer carga limitante que eles carreguem. Quando uma dessas polaridades se desequilibra, no sentido de sair de uma margem de segurança e seguir para um ponto extremo, o contexto de resultados desanda. Suas qualidades precisam se desenvolver de modo a lidar de maneira tranquila com os seus defeitos ou, em outras palavras, seus pontos fortes se beneficiam de pontos de melhoria que estão sendo cuidados e lapidados.

Conforme você vai ganhando uma visão mais aprimorada sobre as suas emoções, é possível aliar os dois polos e criar

> O perigo de buscar a melhor versão é ir deteriorando silenciosamente o próprio valor de quem somos atualmente.

um ambiente de crescimento saudável para a sua vida. Você coloca o seu melhor para jogo e, por meio de trabalho interno, autoconhecimento e melhoria constante, cuida dos seus pontos de melhoria a fim de transformá-los em propulsores, e não mais sabotadores. Em determinado ponto de sua jornada, você entenderá que esse é o grande propósito da vida. Costumo levar esse conceito muito a sério no meu trabalho enquanto agente de transformação.

QUAL É O SEU PROPÓSITO?

Uma inquietação com a qual já me deparei constantemente na minha comunidade é a sensação de ausência de propósito, de não saber qual é o seu desígnio. Importante ressaltar que ainda vamos nos aprofundar sobre significados aqui, pois é bem provável que o problema não esteja na ausência de propósito, mas, sim, em uma falha de percepção sobre ele. Citando Marie Curie, renomada cientista polaco-francesa, pioneira no campo da radioatividade e a primeira mulher a ganhar um prêmio Nobel, conquistando-o duas vezes, em Física e Química: "Você não pode esperar construir um mundo melhor sem melhorar as pessoas. Cada um de nós deve trabalhar para nosso próprio aprimoramento."[3]

---

3 PENSADOR. Disponível em: https://www.pensador.com/frase/Mjg3MzI5OQ/. Acesso em: 17 ago. 2023.

Permita-se, por alguns instantes, refletir sobre a sua vida, sobre o sentido dela e sobre a missão comum a todos nós: viemos aqui para aprender. Desde o dia em que fomos concebidos, aprendemos a ocupar um espaço, nascemos, aprendemos a respirar, descobrimos como engatinhar, ficar em pé, andar e correr. Seguimos todos aprendendo e isso é maravilhoso! É um sinal de que estamos vivos. Está aí um propósito pessoal digno para chamar de seu!

Além do mais, podemos ter mais de um propósito na vida, estendendo-se para outras esferas como família, profissão e contribuição social. Que ele não seja uma obrigação, uma pressão nem motivo de frustração. Que seja parte do meu, do seu e do nosso despertar. Como a criança entusiasmada, curiosa, espontânea e resiliente que aprendeu tanto. São recursos como esses que nos fortalecem nessa caminhada evolutiva.

AS QUEDAS VÃO CONTINUAR ACONTECENDO

Minha grande escola, em que aprendi tanto sobre consistência, resiliência e melhoria constante, foi a patinação artística. Não bastava ter um ótimo equipamento se não houvesse prática recorrente e afinco; não era da noite para o dia que se aprendia um novo salto ou corrupio. E para mim este é o maior aprendizado:

> Cair é parte essencial do jogo. Não tenha medo do tombo! Mais importante do que aprender uma manobra é aprender a cair em segurança.

Mais de vinte anos se passaram desse divisor de águas que foi o tombo na minha apresentação de patinação. Hoje consigo perceber o quanto o poder do acolhimento, do autocuidado e do autoconhecimento salvaram e seguem salvando a minha vida. Eles me salvam das minhas piores sombras e dos meus maiores desafios, e é isso que ofereço para você neste livro. Não é à toa que dedico a minha carreira e a minha missão a difundir os caminhos do amor-próprio e do protagonismo como forma de ressignificar a sua relação consigo mesmo. Quando você se lembra que o tombo faz parte do jogo, para de se julgar e entende que, de alguma maneira, pode se fortalecer com ele. Mas de nada adianta seguir se martirizando e sendo o seu próprio fruto de julgamentos duros e destrutivos.

Eu poderia ter reconhecido valor nos anos de treino, na minha disciplina e consistência, no fato de ter sido a favorita perante atletas tão qualificadas. Mas não tive os alicerces do meu *self* bem estabelecidos para sustentar aquele episódio que eu mesma transformei em tormenta. Além de toda a pressão que sempre depositei em mim mesma e em todo o dinheiro que minha mãe havia investido para que eu pudesse estar ali, sendo atleta havia tantos anos, peguei para mim toda a expectativa alheia, queria dar orgulho para os meus técnicos, colegas e o meu clube. Apesar de ter sido prontamente acolhida por eles, internalizei tamanha vergonha pois julguei que minha falha os desapontava.

FOQUE QUEM VOCÊ É AGORA

Convido você a rever os seus conceitos sobre si, sobre a maneira como se trata, a forma como vivencia o seu sentir e expressa a sua essência. Vamos, lado a lado, cuidar dos seus sentimentos mais profundos, parar de arrancar páginas do livro da sua vida, mas, sim, virá-las, já que tudo na história importa. Até mesmo os seus momentos de vergonha, dor e ressentimento.

Está tudo bem. Está tudo bem não ser a versão idealizada por você ou a versão que a sociedade muitas vezes nos empurra para ser. Sendo que, no conceito de sociedade, incluímos também pessoas que compartilham o mesmo teto, os amigos e os familiares. Acontece! Mesmo querendo o nosso melhor, quem está à nossa volta pode atrapalhar o despertar de nosso protagonismo enquanto não tivermos clareza sobre quem somos de verdade, o que buscamos e o que a nossa essência reverbera. Então abrace essa verdade com todo o seu ser! A jornada não é sobre encontrar uma "melhor versão", mas, sim, sobre desvendar as camadas da sua essência e permitir que o seu valor brilhe.

Em vez de se esforçar para se encaixar no molde de perfeição, que tal direcionar a sua energia para redescobrir e potencializar quem você é agora? O autoperdão desempenha um papel fundamental nesse processo. Não há necessidade de carregar o peso de expectativas inatingíveis ou arrependimentos passados. Você merece se libertar e permitir que cada dia seja uma página nova na história da sua evolução. Inclusive, não há mais necessidade de julgar o seu próprio enredo e recriar a sua narrativa do zero. Ao escrevermos as novas páginas que criamos, uma história única começará, e nela é perceptível a evolução.

Somos seres dinâmicos, e nossas emoções são como as ondas em um mar aberto. A vida é semelhante à imagem de um eletrocardiograma: são ondas com altos e baixos. E isso significa que não viveremos em um platô, pois isso, sim, definiria viver em estagnação. Reconheça a beleza de ser quem você é e saiba equalizar os fluxos que virão. A vida não é apenas uma busca, mas, sim, uma jornada constante. A Neurociência nos mostra que nosso cérebro é flexível, adaptável, pronto para aprender e crescer, independentemente da fase da vida em que nos encontramos. Nunca é tarde!

Caminhe com gentileza por esse caminho, um passo de cada vez. A busca pelo crescimento não tem que ser uma corrida, mas, sim, uma jornada que requer paciência e autocompaixão. Buscar a harmonia entre o que você é hoje e o que aspira ser é um ato de amor-próprio. Deixe de lado a pressão de ser perfeito e abrace o poder transformador de aceitar e abraçar a sua jornada exatamente como é.

E lembre-se: você não está só. A busca pelo crescimento pessoal é uma jornada compartilhada por muitos. Permita-se ser melhor a cada dia, dentro das suas possibilidades, ainda que isso signifique ser um pouquinho melhor do que foi ontem. Não há pressa, apenas uma maravilhosa viagem de descoberta e autodesenvolvimento que é sua para abraçar.

capítulo 4

ATUALIZAÇÃO DE EXPECTATIVAS: UM OLHAR REALISTA

"Só existe frustração quando cultivamos expectativa." Já ouviu essa frase? Uma das minhas prerrogativas aqui é ser sincera, então você vai ter conhecimento de relatos muito pessoais, desafios que carreguei ou que ainda carrego. Acredito que abrir o coração para as experiências é uma atitude poderosa. E não é à toa que nos conectamos por meio deste livro. Há muito entre nós que pode ser partilhado. Neste exercício de troca, desejo genuinamente que você fique bem, do mesmo modo como me senti ao escrever estas palavras, o que, para mim, foi um exercício muito profundo. Durante a escrita me investiguei um pouco mais, me observei com cuidado e, além disso, procurei entender o que estava sentindo. Sentir é um passo interessante no caminho do autoconhecimento. Queremos nos sentir bem, alegres e satisfeitos. Isso sem contar que sentir prazer, paz interior e animação costuma ser muito bem-vindo, não é mesmo?

E sobre os desconfortos, como costumamos reagir? Querendo, muitas vezes, eliminá-los. Querendo que o desconforto acabe logo para retornarmos ao estado desejado, favorável e confortável. O que mais venho percebendo ao longo dos anos é que o impacto de uma emoção é mais profundo do que o fato em si. Principalmente as emoções indesejadas! Elas geram um rastro em nosso caminho e, em algumas situações, uma fenda também. A emoção se estende e parece não se correlacionar com a lei do tempo cronológico. A emoção perdura. O fato se torna efêmero. E justamente aquele sentir que costuma incomodar é o que pode se tornar mais perene.

Se eu pudesse descrever a frustração em minhas sessões de terapia, seria mais ou menos desta maneira:

> A frustração me quebra. Ela vem silenciosa, como aquele amigo sacana que se esconde e não dá um pio antes de nos pegar de surpresa. Eu sou uma pessoa que detesta levar susto. Tanto que não gosto de assustar ninguém. Geralmente, quando acontece, não há uma mudança na frequência cardíaca, não percebo mãos ou pés suando, nem mesmo as axilas. Não sinto ansiedade. Na verdade, acho que não sinto nada. Mas sei que algo dentro de mim está se movendo.
>
> Enquanto escrevia isto, lembrei de um acontecido da época da escola. Estudei em colégio de freiras, em uma sala só de meninas, dos meus 4 aos meus 17 anos. Minha turma foi a última da história da escola a ter uma classe feminina e nos anos seguintes começaram as turmas mistas, com meninos também.
>
> Um belo dia, durante a hora do intervalo no pátio principal, crianças correndo para lá e para cá, eu estava andando quieta, sozinha, quando, de repente, veio um menino da turma dos mais novos e me deu um soco no estômago. De graça. E eu fui pega tão de surpresa que não soube reagir, não soube o que fazer, não fui nem capaz de gritar ou xingar.
>
> Pelas memórias que tenho, coloquei as minhas mãos na barriga, inconformada, tentando entender o que havia acontecido, sentindo muita dor e, no lugar

da raiva, que talvez teria sido a reação mais óbvia e imediata, senti frustração. Por não ter feito nada.

Quando relembro esse fato, é muito mais fácil lembrar da frustração do que da dor. Talvez eu sinta a frustração tão ou mais intensamente do que a dor física daquele momento. Não tive recursos emocionais para lidar com o que aconteceu naquele momento e não me lembro de ter me permitido conversar sobre isso com ninguém. Nem mesmo na escola, com a professora. Eu apenas me senti paralisada. Completamente incapaz de sair daquele lugar."

E você, como descreveria a frustração? Use as linhas a seguir para deixar as suas percepções sobre o assunto.

_____
_____
_____
_____
_____
_____
_____
_____
_____
_____

QUANDO A FRUSTRAÇÃO VEM DO PASSADO

Sou filha única de uma mãe batalhadora que foi rejeitada pela própria mãe quando engravidou. Fui uma pequena surpresa na vida da minha mãe e do meu pai, já que eu não era um plano, um desejo ou um sonho deles. Antes de engravidar de mim, minha mãe foi diagnosticada com útero bicorno e essa informação, na década de 1970, ainda não era tão aprofundada como é hoje, então o que minha mãe sabia sobre isso é que não poderia ter filhos. Aos 34 anos, já formada, dona de seu próprio nariz, promovida no trabalho, realizada com a sua vida profissional e independência conquistada, tinha vários sonhos e objetivos a serem alcançados. Porém, no meio desse caminho, ela engravidou do meu pai, que, por sua vez, não era seu marido. Era 1985. Minha avó tradicionalista e religiosa deve ter passado por um baita turbilhão ao receber a notícia e, dentro dos recursos que possuía naquele momento de sua vida, não reagiu com acolhimento algum. Longe disso. Não consigo imaginar o tamanho da dor de ambas, mas sei que peguei para mim parte da dor da minha mãe, mesmo que em vida intrauterina. Ela foi rejeitada diante da gravidez pela própria mãe, foi colocada para fora de casa. Se eu julgo a minha avó? Felizmente não, mas seria errado julgar? Também não. Toda dor precisa ser sentida para ser eliminada. Toda emoção é um processo de elaboração. Não seria realista desejar sumir com uma dor, sumir com uma emoção indesejada.

Felizmente eu tive acesso a essas informações sobre o meu passado, sobre o que minha mãe enfrentou durante a gestação, e isso aconteceu quando eu já tinha entendido a importância de fazer terapia, estava fazendo a minha primeira formação em Programação Neurolinguística e já tinha algumas ferramentas importantes para lidar com tudo isso. Talvez, por esse motivo, tenha sido mais fácil lidar com os fatos, reagir melhor a eles e processar esse fragmento doloroso de passado. Esse mesmo fragmento doloroso de passado me explicou muita coisa sobre a minha própria história e meus desafios com rejeição. Entenda que muitas dores que você carrega provavelmente não são suas, ainda que você as carregue, as sinta, como se fossem suas. O exemplo é a rejeição que minha mãe sofreu: eu senti boa parte da minha vida. Isso acontece porque, em níveis profundos da nossa consciência, damos significados distorcidos, na maioria das vezes por não termos recursos suficientes para processar o que nos acontece. O autoconhecimento é capaz de tornar os seus significados melhores, assim como a sua forma de separar as coisas: o que é seu e o que não precisa seguir com você, o que não é seu ou não serve mais. No fim das contas, isso impacta positivamente no modo como você reage ao que lhe acontece.

SEJA REALISTA E VERBALIZE O QUE ESPERA

Não tive aquele irmão terrível que coloca os seus nervos à prova constantemente, e também não tive quase nenhum amigo menino com o qual pudesse aprender a brincar em outra intensidade, me defender, confrontar ou, quem sabe, eu mesma aprender a colocar os nervos das pessoas à prova. Fui uma criança dócil, assustada e obediente que tinha medo de quebrar as regras. Tão adaptável ao ponto de abrir mão do meu conforto, das minhas vontades, de escolhas que faria, para agradar ao outro. Leia-se: desde cedo tive a habilidade de me

> Não é o que acontece com você, mas como você reage que importa.
>
> – Epicteto

negligenciar em prol de outra pessoa. Com a ajuda dos sinônimos de negligência percebi que, ao longo da minha vida, fui reforçando formas de me desprezar, desatender, desconsiderar, ignorar, deixar de lado, bem como desviar a atenção do que realmente gostaria e queria. Por último, reforcei também o ato de desamparar. Desamparo é realmente algo que mexe com as minhas estruturas mais profundas. Descobri, inclusive, em um último treinamento de desenvolvimento pessoal, que, diante do desamparo, eu entro em modo "morte". Literalmente como quando falamos que algo nos mata. O desamparo me mata um pouco até hoje. E esse pouco dói muito. Consegue conectar os pontinhos dessa história? Que frustração e desamparo caminham bem próximos? É bem assim que eu costumo sentir a frustração atualmente na minha vida, como um momento de morte silenciosa. Digo atualmente porque não vale a pena, nem para mim nem para você, se conformar com a maneira como vivenciamos determinadas experiências.

Não estamos aqui para nos conformar com os desconfortos, porém o caminho ideal também não é recusar os desconfortos. Existe um meio-termo que faz com que essa equação mude de resultado: é uma soma de fatores e entre eles está a nossa capacidade de reagir diferente. Para reagirmos diferente, precisamos desaprender muitas coisas. Inclusive tenho gostado muito da desaprendizagem. Tem sido uma grande contribuição por aqui e vamos ter um tempo para falar mais sobre essa prática mais adiante na leitura. Se você sustenta as mesmas atitudes – ou a mesma falta de atitude, como no meu caso –, insiste na mesma visão de si e de mundo, faz tudo igual, seus resultados serão iguais. A consequência? Inércia evolutiva. É por esse mesmo motivo que não vamos nos conformar, porque conformismo é a chave para o insucesso da autorrealização.

Considere valioso desaprender alguns impulsos, como a reatividade, quando não nos damos nem a oportunidade de raciocinar, respirar, escolher como reagir. É valioso você se permitir desarmar defesas e entender as suas áreas mais indefesas, sustentadas por modo automático e, mais uma vez, irracionalidade. Por exemplo: minha reação imediata diante da frustração é me fechar, paralisar, inclusive nas tarefas cotidianas mais simples, como arrumar a mochila das crianças, determinar as prioridades do dia no trabalho ou arrumar um cômodo. Todas essas pequenas coisas, perante a frustração, ficam muito mais complexas. Parece que levo o triplo de tempo do que o habitual quando não estou bem. Sinto-me empacada, confusa.

Talvez você venha se sentindo preso a formas de viver, de reagir ou de experienciar bloqueios e paralisias como essa que relatei, e seja bem desafiador quebrar esses ciclos. É possível que, com intenção, cuidado, atenção e paciência, possamos nos tornar investigadores da nossa própria história e da forma como nos sentimos. Com prática e novos recursos, podemos inclusive transformar o nosso estado interno, que é uma forma de denominar um conjunto de sensações geradas por uma emoção. É o seu sentir por dentro, diante de um estímulo, situação, ambiente e por aí vai.

Quando o assunto é expectativa, sabemos que ela pode gerar frustrações. E, se não há como fugir totalmente, sabemos também que o que é possível nesses casos é nos fortalecermos em autoconhecimento, com gestão emocional e autorregulação para reagirmos melhor. Falar sobre as nossas expectativas no contexto diário, em casa, no trabalho e na roda de amigos é uma atitude que praticamos pouco, mas faria imensa diferença para todos. Principalmente aqueles que estão dispostos a melhorar as suas relações, tenham em mente quem à sua volta está verdadeiramente disposto a caminhar ao seu lado na jornada evolutiva. Nem sempre quem nos cerca está disposto a trilhar esse caminho, e esse é um capítulo profundo da história da nossa vida. Nesse momento é necessário saber pesar a importância e a necessidade dos nossos sentimentos em relação às pessoas e alterar a ordem de importância delas em nossa vida. Esse movimento não inspira a ruptura, mas, sim, a reflexão, e é feito com a intenção do autocuidado, jamais por egoísmo.

Converse mais sobre o que você espera, pergunte o que esperam de você. Treine a sua capacidade de se abrir e de criar abertura também para a escuta ativa, para o conhecimento, para a compreensão do outro e de suas expectativas pessoais. Esse diálogo precisa ser uma via de mão dupla. Aposte nesse espaço de abertura para usar a franqueza e a sensibilidade. Diga: "Pelo que você vem passando?", "O que vem sentindo?", "O que gostaria de mudar?", "O que tem feito diferença positiva nos seus dias?", "De que maneira uma pessoa tem sido importante para você?", "O que você sente falta da parte dela?". Use esse espaço para reconhecimento, para ver como as pessoas enxergam você e quais são os pontos que podem ser melhorados, além de apontar o que não está legal, o que não vem agradando você.

Alinhar expectativas tem sido uma maneira de caminhar mais próxima e em melhor sintonia com aqueles que me cercam, com aqueles que eu amo. Percebo isso no meu relacionamento de catorze anos: entre tantas falhas da minha parte, errei bastante em não deixar que ele soubesse o que realmente era importante para mim, o que eu mais apreciava, o que preferia e o que fazia falta. Hoje em dia, temos encontros nossos, como casal, para conversar justamente sobre expectativas, rever planos e estreitar a nossa caminhada que, naturalmente, se afasta e conflui ao longo da jornada.

Não basta alinharmos as nossas expectativas dentro de nós mesmos; é preciso também darmos o próximo passo para deixar as pessoas importantes para nós saberem o que importa, do que gostamos, não gostamos, o que aceitamos ou não. Essa, de fato, é uma etapa fundamental para a harmonia das convivências, seja em família, com quem você ama, seja no seu ambiente profissional ou círculo social. Só que aqui vamos além, porque a história não para na criação de expectativas e no compartilhamento delas, mas ganha complexidade na forma como vamos conviver e lidar com elas, digeri-las e reagir a elas, principalmente quando não saem como desejamos.

Se você pretende criar expectativas, prepare-se também para reagir melhor a elas, especialmente quando não saem conforme o planejado. O processo de atualização de expectativas envolve um cuidado a mais na hora de avaliar se o que você vem esperando de si e da vida está realmente dentro do seu possível atual. Imagine a minha mãe e o meu pai criando uma expectativa em acordar livres de mágoas no dia seguinte do ocorrido. Imagine você desejar começar a correr e, no dia seguinte, ter a meta de dez quilômetros ininterruptos. Imagine uma empreendedora acertar de cara cada passo do próprio negócio em fase de validação. São objetivos inalcançáveis para a maioria dos seres humanos.

Sendo assim, alinhar expectativas e rever tudo o que falamos neste capítulo é o tópico número um de outros sete, porque entendo o quanto ele impacta os seguintes. Confesso que já falhei bastante nesse aspecto, então quem sabe abrindo um pouco dessas falhas seja possível encontrar pontos de identificação com a sua própria vida, além de clarear as suas ideias e as novas possibilidades a partir dos meus aprendizados para que eles sejam atalhos perante a sua jornada.

capítulo 5

IDENTIFICAÇÃO DA VERSÃO ATUAL: A GENTILEZA DA AUTO-OBSERVAÇÃO

Tenho certeza de que existe muito valor em quem você é hoje. Só não consigo garantir que você pense da mesma maneira. É provável que saiba algumas de suas qualidades e pontos fortes, porém é provável também que não tenha percebido a possibilidade de que tem muito potencial aí dentro que você nem conhece.

Por isso, o primeiro passo para identificar a sua versão atual é identificar a sua luz e a sua sombra. Quais são as suas dores? Quais são os seus alicerces? Se você continuar se julgando duramente e perdendo a mão na autocrítica, será impossível lidar com a sua versão atual, pois dessa maneira você vai podando e calando a sua voz interior, sabotando a sua intuição, criando uma força centrífuga imensa, gerada pela sua própria rejeição. Uma força que repele e joga você para longe do centro ou do cerne, isto é, da sua essência. A conta não fecha. É preciso olhar com carinho e coragem. Com sinceridade e empatia.

Muitas vezes, navegamos em níveis superficiais da nossa capacidade, desperdiçamos potencial, seja por operar no automático, seja por acreditar menos em nós mesmos do que deveríamos. Entenda que também faz parte do treino dessa escola da vida nutrir a autoconfiança, a empatia e altas doses de coragem. Na maioria das vezes, desejamos que tais habilidades venham naturalmente de fábrica ou caiam do céu repentinamente. É constante o trabalho interno que faz com que os seus alicerces estejam em dia, e isso acontece quando você nutre questões como as que você destacou no exercício anterior, pois elas possibilitam o fortalecimento daquilo que mais faz falta no dia a dia e, principalmente, quando o bicho pega!

Imediatismo permeia também boa parte da nossa frustração, pois queremos nos sentir melhores o tempo todo, mais confiantes, mais fortes, mais protagonistas, mas nem sempre estamos ativando esses mesmos pontos fortes no contexto do cotidiano por meio de desafios, desenvolvimento e aprimoramento. Se dê um tempo. O tempo de perceber e vivenciar cada avanço de suas próprias melhorias de maneira constante. Trazer para o momento presente o seu valor muda o jogo! Só que, antes disso, precisamos ajustar alguns ponteiros em relação a distorções que costumamos cometer.

Podemos concordar que eu, Juliana, trago comigo qualidades, pontos fortes, virtudes e competências, elementos que vamos destrinchar em breve. Trago também comigo sombras, pontos de melhoria e defeitos. É certo que somos seres humanos, que viemos para essa experiência na Terra com o propósito comum de aprender e evoluir. Quando foi que criamos a ideia de que nossos defeitos são um grande problema? Quando foi que passamos a acreditar que a vida seria mais fácil sem eles? Se existe luz, haverá sombra. Isso acontece na natureza, na vida e com a gente também. É determinante nesse passo da jornada, portanto, ampliar a sua compreensão sobre isto: as suas sombras atuais, os seus pontos de melhoria, o que você chama de defeito, rejeita e cria resistência na verdade podem ser vistos de diferentes maneiras. Então, por que não olhar para as sombras de novas formas? Veja algumas possibilidades a seguir.

- Elas, de maneira alguma, invalidam a sua luz, ainda que estejam mais sobressalentes do que você gostaria. Ajustes são possíveis para aqueles que se colocam como aprendiz.
- Elas são oportunidades de aprimoramento e aprendizado quando bem trabalhadas e podem render superação e motivos para admirar a si mesmo.
- Elas fazem parte do jogo, só não devem ser fadadas ou engessadas como sendo a sua única realidade imutável.
- Elas podem ganhar novos significados, mais possibilitadores, menos pejorativos, tóxicos ou depreciativos.

Convido você a fazer o seguinte exercício de auto-observação:

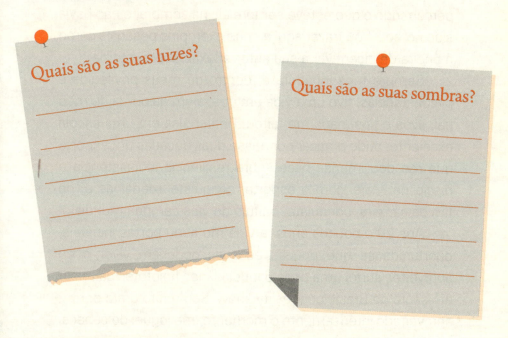

Quais são as suas luzes?

Quais são as suas sombras?

VOCÊ É SEU(SUA) AMIGO(A) OU INIMIGO(A)?

Costumo incentivar em minhas falas que revejamos com bastante critério quais são os nossos maiores problemas que, no fundo, foram criados por nossa própria *interpretação depreciativa*. Aposto que existem inúmeros detalhes sobre você que são apenas detalhes e que, por distorção, se transformaram em problemas. Nesse cenário, os significados que você deu ou vem dando possuem um tom mais intenso, agravante ou negativo do que deveria. Acredite: pode ser que isso siga acontecendo mesmo quando já existe um trabalho interno de empatia, acolhimento, validação e ressignificação. Da mesma forma como afirmamos que é um dia de cada vez, eu também acredito que é um despertar de cada vez. Assim, ao nos investigarmos com atenção, vamos percebendo o que esteve sempre ali, na sombra, e não havia sido notado. Vou trazer aqui alguns exemplos pessoais como maneira de incentivar a sua autorreflexão sobre o tema.

Sempre fui sonhadora e, dentro de meus privilégios e circunstâncias, tive uma vida em que, além da perda do meu pai, avós e tios, nada me faltou. Tinha bolsa em uma escola excelente, pude praticar por quase duas décadas um esporte que me deu imensa base sobre resiliência, consistência e disciplina. Viajei com o esporte, conquistei medalhas e, no fim da carreira, conquistei o título de vice-campeã mundial.

Aos 20 e poucos anos, a vida me abriu portas incríveis, oportunidades que poucas pessoas poderiam viver e eu aproveitei, surfei uma onda daquelas, nos holofotes da maior emissora do Brasil, pós-reality show. Sou muito grata por ter aproveitado intensamente o momento, me joguei de cabeça, mergulhei fundo, mas não calculei a realidade de que parte dos meus sonhos não se realizaria. Já era formada em Jornalismo e meu maior desejo com aquela oportunidade era me estabelecer como apresentadora ou, quem sabe, como repórter, para começar. Sonhava com um programa de viagens ou de decoração. Imagine só conduzir um programa de entrevistas! Posso afirmar seguramente que ser sonhadora me abriu portas demais, porque eu não duvidava de que o que eu desejava seria possível. Hoje percebo que essa mesma luz projetou sombras e que não me dei chances de compreender isso naquele momento. Ser sonhadora demais prejudicou a minha capacidade de ser minimamente realista em alguns momentos da vida.

Perceba que não é um problema ser sonhadora, mas, para que essa luz brilhe, precisamos compreender as sombras que estão ali do outro lado. Fui responsável por cada uma das minhas expectativas sobre carreira e visão de futuro, só que não tive maturidade suficiente, aos 22 anos, para arcar com as frustrações das minhas próprias expectativas, das decepções que tive com pessoas em que depositei a minha confiança, de me sentir um produto de prateleira com prazo de validade. Eu me senti usada, enganada e desamparada. O que aconteceu a partir disso? Eu me retraí, passei a duvidar de mim, do meu potencial, criei doses de negatividade que não conhecia ainda. Existem problemas maiores na vida? Sim, sem dúvida. Mas só quem vive uma queda sabe a dor que ela pode causar. No momento em que seu mundo fica preto e branco, seus níveis de fragilidade se elevam, e aí ficamos à flor da pele e qualquer ferida dói demais. É um processo delicado e individual.

Após um ano de reality, meu saldo era muito positivo: trabalhei muito bem, prosperei financeiramente, tive prestígio, destaque, fama instantânea. Prato cheio para a minha criança interna que sempre sonhou em ser famosa, mas que, ao mesmo tempo, carregava como maior ferida a rejeição. Pronto: gatilho ativado! Na primeira oportunidade em que uma ferida latente é cutucada, abre-se um buraco debaixo dos nossos pés, da maneira mais agressiva, e o que torna tudo mais delicado é o fato de que essa mesma ferida ainda não foi examinada, cuidada, cicatrizada e curada. Poderia ter continuado na televisão naquela época, mas não fazendo o que queria fazer. Os convites eram para programas de entretenimento e de humor que não tinham nada a ver comigo ou com os meus objetivos. Aqui vou dar um destaque importante, do fundo do meu coração: seja fiel a quem você é! Saiba os seus limites e não abra mão da sua essência. Mesmo quando as pessoas à sua volta não entendem, não aceitam, não apoiam, alguém ali precisará dar um passo à frente e bancar os seus próprios valores, vontades e limites. E essa pessoa é você. Não há quem possa tomar essa frente e assumir esse papel. Eu poderia ter me perdido de mim, contudo escolhi recuar uns vinte passos quando me dei conta de que os caminhos à minha frente, caso eu escolhesse trilhá-los, estariam me distanciando do que eu realmente buscava. Foi um momento desafiador, pois, no auge da visibilidade, havia também o auge das tentativas de moldar quase tudo em mim. Existem pessoas opinando sobre como você fala e sobre como deveria falar, sobre como deveria se vestir, em quais ambientes deveria circular, com quais pessoas poderia se relacionar e quais vantagens e desvantagens existem em ser você mesma. Era muito exaustivo. Era como se eu fosse uma pequena marionete em um palco imenso, sendo jogada de um lado para o outro e sendo lembrada de sorrir para a plateia e para as câmeras. Para quem olhava de fora, eu passava a impressão de uma excelente melhor

> Da porta para dentro, cada um sabe o que passa. O que vemos do outro lado do palco, nos bastidores, não sabemos.

versão de mim mesma. Por dentro, eu estava um caco. Tanta exposição, falta de privacidade, cansaço físico, emocional e mental, desgaste pós-confinamento e nem um vislumbre da porta que eu mais gostaria que se abrisse.

Aquela menina cheia de sonhos estava ferida e frustrada. Só que, dessa vez, a frustração surgiu causando um impacto diferente: me causou inquietação em vez da costumeira paralisia. Interessante observar como uma mesma emoção pode vir envelopada de diferentes maneiras, inclusive de diferentes reações, dependendo do contexto que você está vivendo e do quão abastecida de autocuidado você se encontra, de ferramentas de gerenciamento de estresse e ansiedade e, incluiria nessa lista, de práticas de conexão com a fé e com a espiritualidade. Por mais que você desperte para os seus próprios mecanismos de luta e fuga, de retomada e superação, não espere previsibilidade demais, não se acomode acreditando que será sempre igual.

Nesse jogo da vida, as fases do videogame mudam, os desafios se transformam, talvez os antigos atalhos já não funcionem mais e você precise renovar as suas estratégias. É quase como estar em vigília, consciente, desperto e atento, o que aumenta a sua percepção de si e do ambiente em que está inserido, o que permite que você seja capaz de responder a estímulos sensoriais e realizar atividades cognitivas e físicas. Corpo e mente alinhados, favorecendo a sua capacidade de agir e reagir. Então, desacelere, respire, reflita e ouça a sua voz interior, conectando-se com o que alicerça você. No seu tempo, continue se movimentando! Movimento é a chave para a mudança, e toda a transformação precisa de ação; então, ainda que as suas reservas de energia estejam em níveis mínimos, dê o que você pode em cada momento.

capítulo 6

VALIDAÇÃO DA VERSÃO ATUAL: A FORÇA DA AUTENTICIDADE

Quantas e quantas vezes você não esperou o momento certo para dar um passo? Quantas vezes acaba supondo que ainda falta o que aprender, o que melhorar, o que preparar para de fato ter atitudes importantes? Se ao menos levássemos em consideração que muito do que ainda precisamos aprender está ao longo da jornada e faz parte do processo a capacidade de evoluir em movimento, talvez em algum lugar em que produzimos as nossas tantas dúvidas e autossabotagem viraríamos algumas boas chaves. Poder olhar para isso com uma perspectiva ajustada é um grande passo para o ajuste de nossas próprias expectativas, simplesmente pelo fato de você já saber logo de cara, antes de ser dada a largada, que, para se jogar nessa maratona, você deve ter consigo o mínimo necessário, em vez de buscar o máximo possível. Na maioria das vezes, acreditando que precisamos do máximo possível, postergamos atitudes que teriam feito grandes diferenças se fossem tomadas a tempo; porém, na melhor das intenções (ou não), seguimos perdendo tempo por acharmos que não é a hora certa e não estamos prontos o suficiente.

Observe na natureza: quando um pequeno pássaro sai de seu ovo, ele passa algum tempo no ninho, recebendo o mínimo necessário de alimentos, proteção e refúgio para seguir com seu desenvolvimento e sobrevivência. Esse mesmo passarinho, logo mais, vai precisar ir para o mundo, justamente para continuar se desenvolvendo. Imagine só: se ele acreditasse que deve permanecer ali, no ninho, com a falsa ideia de que é o melhor lugar para viver e sobreviver, provavelmente não duraria muito. Estar vivo é assumir riscos e é impressionante como olhando com atenção para a natureza isso fica bem mais claro. Ainda que essa seja a nossa tendência natural (lembra-se da maneira como o nosso cérebro está programado para poupar energia diante de conflitos?), fugir desses riscos é um grande engano.

O movimento essencial para que o pássaro, ainda tão pequeno e indefeso, sobreviva, é voar com as próprias asas – as quais, muito provavelmente, ele nunca nem usou e não vieram com manual de instrução, tutorial ou aula instrutiva. Instinto. Ele vai precisar dar alguns passos desajeitados, vai cambalear, mas vai ter que seguir em frente. Por vezes, tudo o que ele tem são alguns poucos metros de terra firme ou galhos para ganhar velocidade com as suas patinhas antes de abrir as asas e voar sobre um abismo. E ele vai. Os primeiros instantes de voo, talvez, sejam os mais desafiadores de sua vida, mas perceba que ele não pode desistir no meio. Ele vai, com o mínimo necessário. E será ao longo da jornada que realmente aprenderá a se estabilizar, planar, fazer piruetas e, quem sabe, migrar rumo ao novo.

Na época em que comecei o meu trabalho na internet, a produção de conteúdo era mais vista como um hobby, não como carreira, ganha-pão, muito menos profissão. Minha intenção era ensinar maquiagem, compartilhar dicas de beleza, testar produtos e novidades do mercado. Muitas pessoas achavam que eu tinha formação como maquiadora, mas, apesar de fazer questão de enaltecer profissionais da área, eu deixava claro que era apenas uma entusiasta e minha escola era a automaquiagem, praticando em mim mesma e, sempre que possível, ajudando as minhas amigas, fosse na dança, na patinação artística, em festas ou ocasiões especiais. Gostava de ajudar, me sentia feliz em poder contribuir e, com isso, pude conhecer diferentes tipos de pele, formatos de rosto, olhos e particularidades. Saí do meu mundinho individual para explorar e conhecer novas formas de me expressar, pois assim sempre senti: a maquiagem não deixa de ser uma arte, enquanto a fizermos com amor e liberdade.

Para mim, a arte precisa de criatividade e é a expressão do sentir, do ser e do traduzir o que as palavras não definem. Foi guiada por esse sentimento que comecei nessa jornada com o mínimo necessário: a cara, a coragem e alguns itens de maquiagem. Eu tinha uma ou duas bases, um corretivo e uma paleta de sombras, mas fazia o melhor que podia com os recursos disponíveis. Não tinha curso, iluminação adequada, cenários incríveis nem computador de última geração para editar e minha câmera era básica. E quer saber? Era mais do que suficiente, pois a vontade de fazer algo, de ajudar, era muito maior do que quaisquer objeções. Imagine só se eu tivesse esperado para começar, se tivesse inventado de fazer um curso de aperfeiçoamento antes, juntado dinheiro para ter a câmera e os equipamentos profissionais. Não teria chegado até aqui. Não dessa forma, como parte da primeira geração de criadoras de conteúdo no Brasil.

Se pudesse dar a minha mão para você agora, incentivar você e quem sabe dar até um empurrão, eu o faria. Espero que esta leitura faça esse papel. Entenda que a maior parte dos seus sabotadores internos e objeções, ou seja, tudo aquilo que passa na sua cabeça e mais aproxima

> Desisti de querer me sentir pronta. Nossa versão atual está pronta o suficiente para se arriscar mais e conquistar mais a partir da ousadia de dar o próximo passo.

você da desistência do que da persistência, está sendo sustentado pelo medo. Medo de errar, medo de arriscar, medo de sentir, medo de fracassar. Gostaria que o nosso medo mais comum fosse o de não se dar chances ou o de perder oportunidades que jamais voltarão. Vamos aceitar a maneira como a nossa mente arquiteta pensamentos, gerando emoções e reações. Aceitar, nesse caso, significa ter conhecimento e abrir espaço para desviar dessas tendências, aprendendo a se colocar maior do que tudo aquilo que faz você duvidar.

Ousadia, para mim, é muito mais competência do que recurso interno. Competências geralmente estão atreladas a habilidades e conhecimentos adquiridos, que foram desenvolvidos ao longo do tempo. Já nossos recursos internos estão relacionados a características e atributos que já "vêm de fábrica", inerentes a nosso ser, aquilo que já nasce com a gente. Talvez pelo fato de poucas vezes eu ter sentido a ousadia como sendo minha por natureza, eu a enxergo como uma ferramenta desenvolvível e muito importante para quem se sente uma pessoa mais retraída, insegura, que opta pela estabilidade e segurança e prefere o certo ao duvidoso. Eu, porém, posso afirmar que esta versão atual que escreve este livro já foi melhorada, por boa parte da minha vida. Não gosto da ideia de afirmar que sou uma nova mulher, porque entendo quão importante é validar cada fase e versão, pois todas elas nos fizeram chegar até aqui, mas a mulher que está aqui e agora se sente aprimorada. Por quê? Em algum lugar dos meus escombros, nos momentos mais desafiadores, existiu uma nuance de ousadia, ainda que fosse um pequeno fragmento em meio a um medo gigante. Esse feixe de ousadia foi o mínimo necessário para que eu percebesse que o medo engana demais, que eu poderia respirar fundo e me agarrar ao pouco de coragem e ousadia que havia em mim nesses momentos. Você tem escolhido se agarrar no seu medo? Tem se permitido encontrar algum vislumbre dos recursos necessários para vencer esse medo? Eles já estão aí dentro de você, prontos e disponíveis para serem encontrados, amplificados e fortalecidos. Isso só acontece com ação e com prática constante.

COMO VOCÊ LIDA COM JULGAMENTOS?

Essa menina que escreve agora, recomeçando com o seu mínimo necessário, foi bastante alvo de risadas, piadas e críticas negativas. As pessoas que estavam à minha volta, exceto a minha mãe e amigos mais próximos, eram as principais a fazer comentários depreciativos e piadinhas. Muitas vezes, eu ria junto com eles, mas quase chorava por dentro. Já bastava o tanto de força de que precisei para recomeçar, ainda precisava lidar com algumas péssimas convivências que, felizmente, entendi que não deveriam seguir comigo, já que tudo o que me traziam era toxicidade e decepção. Saiba identificar quem está à sua volta, saiba filtrar o que você ouve e o quanto disso você tem trazido para si como uma verdade que, no fundo, não representa você. Não é que eu tenha habilidades incríveis para me colocar imune a críticas e julgamentos, muito pelo contrário; são anos em terapia me fortalecendo e me entendendo diante do sentimento de rejeição. O que acredito que tenha sido imprescindível nesse momento em particular foi não ter levado tão a sério o que eu ouvia, no sentido de não permitir que ficasse ecoando dentro de mim até se tornar uma verdade. Como eu, de fato, me sentia bem, útil, honesta e satisfeita, fazendo o que fazia, não me deixei levar. Segui com as minhas convicções de que aquele era o recomeço do qual eu precisava para reencontrar os meus próprios caminhos.

    O tamanho e a profundidade do impacto negativo de opiniões e julgamentos estão diretamente ligados à sua capacidade de reconhecer as suas convicções. Quando você ainda não tem certeza de quem você é, do seu lugar no mundo, do seu valor, do valor daquilo que faz, fica mais desafiador se manter resiliente às controvérsias que virão e, às vezes, elas se originam dentro da nossa própria casa, o que agrava ainda mais esse conflito. As pessoas mais próximas de você podem ser as que mais vão se intrometer em seus processos e escolhas. Aí entra também um grande benefício do autoconhecimento, da oportunidade constante de autoinvestigação sobre quem você é e sobre os seus valores. Tendo isso bem estabelecido dentro de você, as invasões e opiniões alheias tendem a se tornar menos invasivas, pois é como se você houvesse blindado a si ou ativado a capacidade de filtrar e processar tais informações.

    Quando estiver diante de opiniões e julgamentos, responda para si a estas três perguntas:

1. ISSO ME REPRESENTA VERDADEIRAMENTE?

A intenção da autoinvestigação não é viver em uma bolha ou se blindar a ponto de se cegar. É se dar a oportunidade de criar espaço para diálogo interno, de obter um respiro antes de decidir absorver ou não as críticas que chegam até você. Fazer pausas para reflexão permite que façamos uma análise mais cuidadosa, evitando reatividade, vitimismo e possíveis feridas emocionais. Ao se perguntar se isso representa você verdadeiramente, é possível revisitar a si, rever os seus valores e verdades e olhar para a sua versão atual cuidadosamente.

Preste atenção nas convivências mais antigas que possui, amizades antigas e colegas do passado. É muito comum que essas pessoas tenham uma referência desatualizada sobre você, que se refiram à sua versão antiga como alguém que eles conhecem melhor, com quem conviveram mais ou que até mesmo preferem. Se, para cada um de nós, atualizar a nossa identidade pode ser um trabalho interno bem importante, imagine para o outro, que não sabe o que se passa dentro de nossos corações e mentes, que não faz ideia sobre o tamanho de nossas dores e desafios. Por mais que essas pessoas habitem o mesmo teto que você ou sejam extremamente próximas, só você sabe o que se passa nos seus bastidores mais profundos. Considerando uma visão desatualizada sobre quem você é hoje, do que gosta e o que importa, muitas opiniões deixam de representar você verdadeiramente. Reflita sobre isso!

2. DE QUE FORMA ISSO DIZ MAIS SOBRE A PESSOA QUE FALOU DO QUE SOBRE MIM?

Se alguém não é capaz de reconhecer bem a sua versão atual a ponto de expressar com precisão as suas opiniões, provavelmente o que você ouve e recebe desse alguém diz mais sobre ele. Nossa forma de ver o mundo, de agir e reagir é baseada em nossas experiências pessoais que incluem valores, dores, crenças, traumas, preconceitos e paradigmas. O outro percebe você a partir de suas próprias lentes e nem sempre elas estão calibradas adequadamente. Captar essa nuance sutil de distorção é um baita passo evolutivo; é uma libertação de tudo aquilo que não deveria nos derrubar, por nem ao menos ser construtivo ou verdadeiro.

A habilidade de perceber o que esse alguém carrega junto com as suas palavras é semelhante à prática da dissociação, quando você dá um passo para trás e se coloca como observador. O observador, por sua vez, consegue captar a essência do conteúdo sem se envolver, e observar como espectador sem carga emocional, o que pode acabar confundindo as coisas e influenciando na maneira como vamos receber um comentário. Sabe quando você acha que conhece alguém tão bem que é capaz de ter previsibilidade sobre como ela vai pensar, falar ou reagir? Nesse momento, acabamos pensando "isso é mesmo típico dela", e esse é um ótimo indício de que você já percebe as lentes que permeiam a sua visão e opinião. Em uma roda de convivência já sabemos quem é que vai reclamar por puro hábito, quem vai ter uma personalidade solucionadora, quem tem senso crítico apurado e quem é distraído até para as cutucadas que recebe. Perceba as sutilezas comportamentais de suas convivências como forma de criar os seus próprios filtros e previsibilidade.

3. QUAL É A INTENÇÃO POSITIVA DESSE COMENTÁRIO?

Sabendo fazer uma análise mais cuidadosa sobre o que você ouve e considera uma verdade, identificando tendências comportamentais nas pessoas que cercam você, chegamos a um ponto-chave que, no primeiro momento, pode gerar até uma confusão mental, já que, diante de julgamentos, opiniões e críticas, não somos capazes de ver alguma intenção positiva. Saiba que sempre há uma intenção positiva por trás de qualquer comportamento, inclusive aqueles que interpretamos como errados ou maldosos. A ideia por trás da intenção positiva é que todo comportamento, mesmo aquele que possa parecer negativo à primeira vista, tem uma motivação interior positiva. Isso significa que, por trás de um comportamento que pode parecer limitante ou prejudicial, existe uma intenção profunda de atender a uma necessidade ou desejo positivo.

Aprendi sobre essa pressuposição da Programação Neurolinguística há mais de dez anos e constantemente me deparo com certa dificuldade de encontrar a tal da intenção positiva, justamente quando existe uma imensa discordância, quando não conseguimos nem nos conectar com a verdade do outro ou ela soa absurda para nós. Encontrar a intenção positiva é um exercício importantíssimo para que acessemos um lugar de empatia, não pelo outro em si, mas pelo contexto, porque em situações de conflito nem sempre queremos sintonizar com o outro. No entanto, saber que em algum lugar desse ser existiu um estímulo positivo para que aquela fala ou atitude existisse muda o jogo.

Pense, por exemplo, na procrastinação: a princípio, parece um comportamento negativo, mas a sua intenção positiva pode ser a busca por evitar o estresse ou a ansiedade ligados a uma tarefa desafiadora. Lembra-se de que o nosso cérebro tende a economizar energia diante de conflitos e algumas demandas que ameaçam a nossa zona de conforto? Ou pense no ato de evitar situações sociais, que pode estar enraizado na intenção positiva de proteger-se de possíveis situações desconfortáveis.

A beleza disso é que, ao entendermos essa intenção positiva quase oculta, abrimos portas para a transformação e o crescimento. Não se trata apenas de julgar ou reprimir um comportamento, mas de explorar formas mais eficazes de atender à mesma intenção positiva, de maneira mais alinhada com os nossos objetivos.

A intenção positiva nos convida a ir além do comportamento visível e a compreender as motivações e necessidades profundas que o direcionam. Por isso, talvez quem fere você com comentários ácidos ou invasivos somente visa à sua proteção para que você não erre ou sofra. Também não podemos deixar de considerar que pode haver uma necessidade alheia de se sentir melhor ao diminuir o outro que, provavelmente, está incomodando por ter alguma caraterística que a pessoa gostaria de ter.

COMPARAÇÃO OU INSPIRAÇÃO?

Até quem salva vidas começou olhando atentamente alguém as salvar. Já parou para observar como, em tantas profissões, além da área da saúde em si, é necessário a um estudante dedicar parte de seus estudos ao lado de outros profissionais mais capacitados? Isso não acontece só no ambiente profissional ou acadêmico. Observar e aprender com quem sabe mais, com quem tem mais experiência, é de extrema importância para a nossa evolução, mas também pode abrigar um perigo sutil, silencioso e capaz de invalidar a nossa versão atual, que é a *comparação*.

Quero que você mentalize agora situações em que esteve com pessoas que tinham mais habilidade, conhecimento, talento, técnica ou bagagem do que você. Como se sentiu?

a) Feliz em poder ter uma boa referência por perto. ☐

b) Inferior ou incapaz. ☐

c) Inspirado(a), mas com dificuldade de perceber como eu poderia usar aquilo a meu favor. ☐

d) Desestruturado(a) por estar ao lado de quem sabia mais. ☐

e) Satisfeito(a) por estar em ambientes de crescimento. ☐

f) Indiferente; não consegui identificar benefícios. ☐

Se você respondeu A, C, E: sinal de que você já preparou o seu território para novas sementes poderem germinar. Colocar-se de mente e coração abertos diante daqueles mais experientes em algum aspecto, os quais podem contribuir positivamente para o nosso crescimento, é um grande passo dado. É mantendo a terra fértil e pronta para novas sementes que possibilitamos que nosso jardim floresça da melhor forma.

Temos um ponto de atenção na resposta C, pois ela demonstra interesse e abertura, porém ainda existe algum tipo de dispersão, seja de atenção, percepção ou prática que vem impedindo você de sentir progresso. O que não é um problema, já que aqui estamos falando de despertar, e cada pessoa tem o seu próprio tempo, ritmo e intensidade. Avalie em qual etapa do processo de inspiração e aprendizagem você percebe que falta fluidez: em trazer a inspiração para a sua realidade e possibilidade; em colocar em prática, dentro do seu possível, aquilo que está sendo absorvido; ou em criar uma rotina para implementação constante, saindo do ponto de inspiração para o ponto de execução e integração. Executar é o treino diário de novas habilidades, formas de ser, agir, pensar e escolher. Integrar é partir para o próximo passo quando vamos transformando a repetição em hábito.

Se você respondeu B, D, F: aqui temos um ponto de atenção ao possível fato de você ainda estar batendo na trave da comparação. O ato de comparar é natural, esperado, humano, mas o significado e a intenção com a qual o fazemos é determinante para os nossos resultados. Se comparar por se comparar não nos leva a lugar algum. Talvez até acabe levando a um lugar indesejado, em que nos confrontamos com inferioridade, incapacidade, inveja e ciúme. Todos esses sentimentos se conectam com o movimento de contração, ou seja, eles nos causam limitação, nos levam a um lugar oposto e paradoxal à expansão, a qual idealizamos. Quando não nos sentimos aptos a digerir emoções indesejadas, é como se ficássemos ruminando, remoendo, gerando uma repetição que nos impede de sair desse lugar. Caso esse cenário represente de alguma forma o seu momento atual, faça a manobra oposta: aceite, acolha, crie espaço para digerir e compreender.

Fortalecendo a sua versão atual, você conseguirá sair desse lugar limitante, pois trará para consciência o seu valor próprio em vez de invalidar a si e as suas capacidades, competências e possibilidades atuais. Por que eu insisto em bater na tecla do atual em sua vida? Porque é a partir daí, do seu momento presente, que você sai do lugar e, de fato, constrói o seu futuro. Não é ruminando o ontem, nem o que já passou, tampouco mirando inconsequentemente o amanhã de uma versão distante da sua hoje em dia. Traga para o agora o seu valor, a sua luz, a sua compreensão e o seu acolhimento. É um dia de cada vez e um passo, intencionalmente dado, de cada vez.

Quando nos colocamos em ambientes de crescimento, com abertura, disponibilidade e vontade de crescer, faz tanta diferença para melhor! Mas isso só acontece quando realmente entendemos que alguém mais forte, mais experiente e mais capacitado não invalida em nada o nosso valor atual, caso contrário é como se fechássemos uma porta maravilhosa que nos permite acessar avanços valiosos. Deixar-se acuar, diminuir e inferiorizar é como optar pelo desperdício de um ativo riquíssimo que é o poder da influência positiva, gerado por uma ambiência saudável.

AMBIÊNCIA: COMO ESCOLHER AS INFLUÊNCIAS CERTAS?

A ambiência, ou seja, aquilo que compõe o seu entorno, tem grande relevância na forma como você evolui ou não. Dentro desse trilhar do despertar, é preciso não só captar boas influências e aprender com elas mas também ter o filtro certo para discernir o que é real do que é apenas encenado, principalmente nas redes sociais. Quando percebemos que "chegar lá" não é tão fácil ou simples quanto parece, a ansiedade bate à porta e estremece as nossas bases. Por isso, saber escolher e atualizar criteriosamente as suas referências é parte de uma jogada inteligente e sensata.

Nesse jogo da vida, das imagens e das redes sociais, é muito fácil se confundir e se deixar levar. Eu mesma noto isso e passei a reconhecer que zelar por quem nos impacta e nos influencia deve ser parte do meu e do seu autocuidado. Então repense as pessoas que você acompanha, tenha senso crítico para o conteúdo que consome e reveja como tem usado o seu tempo: isso contribui para colocá-lo(a) para cima ou para baixo? Nem sempre é simples diagnosticar o tamanho da influência que a ambiência nos causa, o impacto de alguém que aparentemente é o nosso modelo ideal de ser; por isso, quero compartilhar com você o seguinte exercício.

jujulianagoes ✓

Em quem você se inspira?

_____
_____
_____

Quais pessoas, empresas ou marcas você acompanha nas redes sociais?

_____
_____
_____
_____

O que você sente quando se depara com algum conteúdo delas? Motivação ou frustração?

_____
_____
_____

Que influência elas causam sobre você?

_____
_____
_____
_____

Se, para alguma delas, você identificou que a influência é negativa, tenha em mente que cortar alguns laços e eliminar algumas influências pode ser tão saudável e benéfico quanto criar referências. Além de, claro, criar os seus próprios filtros sobre aquilo que chegará até você, não é mesmo?

capítulo 7

PONTOS CEGOS × PONTOS DE MELHORIA: A DESCOBERTA DA GENERAL

O ano era 2017 e era a minha segunda ida à Índia, esse país que tanto me atraiu, cheio de contrastes, de riqueza ancestral e de sabedoria. Dessa vez, porém, o motivo da viagem foi completamente voltado para o meu autodesenvolvimento e minha espiritualidade. Sozinha, uma menina no mundão, cheia de sonhos, conflitos, medos e muita vontade de melhorar. Lá fui eu para Rishikesh, uma cidade pertinho dos Himalaias e da nascente do rio Ganges – as águas sagradas (e geladas!). Passei cerca de um mês estudando meditação, ioga, ayurveda e tudo o que estivesse ao meu alcance. Sempre senti algo muito forte pela Índia e realizei o meu sonho de conhecer esse destino, ao lado da minha mãe e de um grupo de amigos, em 2012. Sabia que voltaria e, quando surgiu a oportunidade de ir palestrar em Londres, em um evento para mulheres empreendedoras, não hesitei em articular com as organizadoras do evento para que comprassem a minha passagem de ida um mês antes, de modo que eu pudesse participar da reunião de alinhamento do evento, ir para a Índia, com os meus próprios recursos, e voltar para a Inglaterra alguns dias antes da data da minha apresentação. Como diria a minha mãe: "Se vira, o mundo é de quem mete as caras!". E assim foi: expliquei às organizadoras minha intenção com essa ida à Índia, meu desejo por aprender, mergulhar no autoconhecimento, trazer ainda mais repertório para as mulheres que estariam presentes

> Nem sempre você terá os recursos e as possibilidades para chegar aonde precisa do zero, mas acredite fortemente que a vida abre portas para quem confia e se coloca em movimento. Pode ser que o destino leve você até o meio do caminho. O restante do trajeto cabe a você. Saiba enxergar e aproveitar as oportunidades.

na conferência, e elas vestiram a minha camisa, me apoiaram e, dessa forma, começou um capítulo muito especial da minha jornada como buscadora.

Embarquei para terras inglesas, passei dois dias lá com uma turma de mulheres animadas, alegres e queridas. Fizemos os alinhamentos necessários para a conferência e lá estava eu embarcando mais uma vez para um dos destinos mais fascinantes da minha vida, a Índia. Na época, combinei com uma amiga que praticava ioga junto comigo de nos encontrarmos já na cidade de Rishikesh – ela passaria parte dessa minha estada comigo e depois seguiria para outros destinos. Pura sincronicidade: a encontrei já na conexão de Nova Déli para Rishikesh sem nem ao menos termos combinado. Enquanto descia as escadas rolantes do aeroporto lotado, a vi de longe, na fila para embarque do segundo voo. Foi mágico, nos olhamos ao mesmo tempo e rimos juntas, à distância. A prática de ioga sempre foi, para mim, uma ferramenta profunda de reconexão e expansão, que me ajuda a intuir, sentir, perceber, digerir, superar e desatar. E, quando coisas assim acontecem, me sinto conectada, aberta às oportunidades e capaz de perceber essas sutilezas, os pequenos milagres da vida.

Seguimos viagem juntas, sendo que pousaríamos em um aeroporto próximo e haveria duas formas de chegar até o nosso destino final: de trem ou táxi. Escolhemos ir de táxi até Rishikesh, o que levaria aproximadamente uma hora e meia. Acredito que, muitas vezes, é a partir do caos que nasce a ordem. Por isso, pergunto a você: já viu algum vídeo sobre o trânsito na Índia? É realmente a energia caótica que costuma aparecer por aí, ocasionando a fama de um lugar insano para transitar pelas ruas. São animais, motos, pessoas, bicicletas, ônibus, automóveis e, muitos, mas muitos *tuk-tuks* acelerados, buzinando, por todos os lados. Embora nada pareça fazer sentido, vejo que é justamente desse caos que nasce uma ordem quase que incompreensível para nós brasileiros.

    As coisas funcionam deste jeito: parece uma bagunça, mas dá certo, pois quase não se veem acidentes nem incidentes. E de táxi escolhemos nos aventurar, para pelo menos chegar com nossas malas na porta do albergue. Na fila para aguardar o próximo veículo, tinha um rapaz, meio tatuado, com jeito de quem também vinha de longe, cabelos castanho-claros, olhos verdes, carregando um mochilão. Olhos que se cruzam, palavras que não são ditas, aquele clima típico de quem quer puxar assunto, mas não sabe bem como. E, de fato, não lembro como foi, mas começamos a conversar, nós três. Descobrimos que ele era estadunidense e estava indo para Rishikesh, apesar de não saber ainda onde se hospedaria: típico viajante de mente e coração abertos, decidiria na hora. Admiro um tanto a capacidade das pessoas de não fazer planos!

    É preciso uma baita confiança no processo, na vida e na fé para se entregar mesmo e deixar fluir. Adoro deixar fluir, mas, com o passar dos anos, me senti mais segura em ter pelo menos o teto garantido na maior parte das minhas viagens. No fim das contas, combinamos de ir junto com ele no táxi até lá para dividir os custos, o que ajudaria bastante, apesar de ser bastante atrativo na Índia o custo dos serviços quando comparados com os outros destinos do mundo e da Ásia. Fomos conversando o caminho todo e percebi como é legal encontrar alguém que compartilha uma visão de vida e de espiritualidade semelhante à nossa. Papo bom, trajeto tranquilo, nada de macacos ou elefantes invadindo a via de passagem. Até onde me lembro, ele acabou se hospedando no mesmo *hostel* que eu havia encontrado pela internet e lido praticamente todas as avaliações para não dar bola fora. São pessoas como ele, de quem não me recordo o nome nem muito bem as feições, que cruzam o nosso caminho e provavelmente nunca mais cruzarão novamente, que, por algum motivo, por alguma conexão inexplicável, estavam lá na mesma hora e no mesmo lugar compartilhando dores e sonhos. Essas conexões são únicas e não podemos perdê-las de vista.

Chegando à nossa hospedagem, realmente foi uma boa surpresa, ainda que esperada por conta das minhas pesquisas dedicadas. Dava para ir andando ao Ashram,[4] onde passaria um mês estudando, assistindo aos *satsangs* – palestras de mestres espirituais –, fazendo as práticas de ioga e cursos complementares. Todos no albergue garantiram que era seguro ir caminhando, mesmo à noite. Indicaram as vias e fomos, dia após dia, descobrindo aquele universo. Descobrindo os cafezinhos, lojinhas, restaurantes, templos e grutas. O que eu sinto dessa cidade tão especial, à beira de Ganga Ma, Ganga Mãe, como carinhosamente é chamado o rio Ganges, é que parecia uma universidade gigante de assuntos do autoconhecimento e da espiritualidade. Pessoas de todo o mundo, todas as idades, famílias, crianças, com um mesmo objetivo e intenção: aprofundar-se no que acreditam, expandir e evoluir. Sentia pertencimento, me sentia viva, me sentia segura e abençoada. Passei dias a fio meditando, me conhecendo, me entendendo, me ouvindo. Ria, chorava, às vezes dormia enquanto meditava, tinha sonhos, muitos sonhos. Alguns lindos e mágicos, outros bem

---

[4] Um eremitério espiritual de um Yogi ou Sábio.

assustadores. Tomava todo santo dia meu *chai latte*, uma bebida típica indiana à base de leite e especiarias, comia tofu mexido, *dumplings*[5] e *naan*.[6] Passei muito bem, era uma vivência em que tinha o básico garantido, teto, comida, estudo, natureza, confiança nas pessoas e no lugar, me sentia muito livre para ir e vir, sentir e desabrochar. Engraçado que sentia prazer, alegria e satisfação em ser quem eu era, apesar de ter ido em um momento de bastante confusão mental e crise existencial que ficaram evidentes durante a minha volta para o Brasil.

ÚLTIMA CHAMADA

Voltando da Índia, a palestra em Londres foi ótima, fui muito acolhida e me senti querida. Senti um vislumbre de como era contribuir com o coração, levar um conteúdo que qualquer mulher naquele recinto pudesse colocar em prática prontamente, sem a necessidade de recursos externos, investimento ou acessórios. Falar sobre autoconhecimento, ali, se tornou a luz que se acendeu na neblina que me engolia e me revelou um novo caminho. Senti alívio e gratidão, me senti eu mesma, com um vestido indiano azul-marinho bordado à mão, de sapatilhas sem salto, pouca maquiagem e cabelo curto. Era uma nova versão de mim que já estava lá, só esperando para ser vista, validada. Já estava em lapidação havia meses e meses, porém eu ainda não tinha enxergado.

    A verdade é que levei tempo para enxergar valor em mim mesma. O que acontece é que, mesmo sem a intenção, nos invalidamos, invalidamos a nossa vida e capacidades, principalmente diante dos desafios, quando estremecemos e

---

[5] Espécie de bolinho com massa fina cozido no vapor. (N. E.)
[6] Pão típico indiano feito à base de farinha de trigo. (N. E.)

acuamos. Acredito que, pelo fato de emoções indesejadas serem desconfortáveis e mais complexas de digerir e lidar, esse sentimento de incapacidade afete a nossa identidade. Misturamos as coisas e confundimos os significados. Já parou para pensar como ser é diferente de estar? Em muitas ocasiões, quando senti insegurança, confusão, frustração e incertezas, levei as emoções e sensações para a minha identidade ao afirmar "eu sou". Eu sou fracassada, eu sou insegura e eu sou ansiosa são exemplos de afirmações sobre a nossa própria identidade, mas existe uma grande distorção aí. Nesses casos, o mais adequado seria discernir o que é ser do que é estar. Passei a entender que, ao afirmar *estou* ansiosa, *estou* frustrada, *estou* confusa, permitia a mim mesma mudar, inclusive o caráter do meu estado atual. *Ser* implica permanência, profundidade. *Estar* abre espaço para uma nova compreensão desse estado, como sendo passageiro e não mais uma verdade condicionada ou rígida. Nomear as definições de estado interno e estado atual indesejados de maneira passageira, efêmera e impermanente, a partir do *eu estou*, abre portas para que essas mesmas emoções tenham *começo*, *meio* e *fim*. Você condiciona a sua mente a entender que é um estado temporário, em vez de reforçar uma característica indesejada à sua própria identidade, o que, nesse segundo caso, acabaria gerando mais bloqueios, travas e comportamentos repetitivos, capazes de reforçar essa crença limitante.

Até aquele momento de retorno da Índia, eu já estava a par dos meus principais pontos de melhoria. Havia identificado todos eles por meio da terapia, do estudo, da meditação e da auto-observação. Entendia o que poderia aprimorar, o que precisava de cuidado, carinho, atenção e, até mesmo, disciplina e consistência. Eu me sentia plena, até que ouvi, já no aeroporto de Londres, prestes a embarcar para São Paulo, a última chamada.

Estava passeando e fazendo hora para pegar o voo para São Paulo. Adoro ver vitrines, observar calmamente as pessoas passando para lá e para cá, imaginar de onde elas vêm, para onde estão indo, ver a maneira como se comportam. Adoro me colocar como observadora, inclusive das cenas mais triviais do dia a dia, e nesse contexto costumo ter insights, pois é algo que favorece a minha sensibilidade, percepção e até a criatividade. O que também acontece, apesar de não ser tão frequente, mas não deixa de ser uma tendência minha, é que vou para um mundo paralelo e me esqueço do tempo e do espaço. Enquanto olhava uma vitrine extremamente bem montada que apresentava lenços coloridos, com estampas belíssimas e outros adornos, ouvi uma voz bem distante, como quando estamos sonhando e algo se passa fora do nosso espaço, despertando os nossos sentidos. "São Paulo, essa é sua última chamada." Foi tudo o que ouvi e parecia que havia caído da cama. Só que eu estava em um dos maiores aeroportos do mundo. *Meu Deus, qual será o meu portão? Preciso correr. Para qual lado devo ir?* A sensação que tive foi de desespero. Todas as minhas economias para fazer aquela viagem estavam contadas, já investidas e não havia uma reserva para pagar uma nova passagem internacional, caso eu perdesse aquele voo. *Me ferrei*, pensei na hora. Coração pulando pela boca, mãos frias e suadas, pernas bambas. *Juliana, você precisa correr. Vai!*, pensei comigo. Olhei o bilhete do avião para identificar o portão de embarque, passei os olhos freneticamente por todas as placas que havia naquele saguão. Achei o caminho e corri loucamente. Só que, enquanto corria, de dentro de mim veio uma voz imperativa, autoritária, dura e sem dó, que me disse mais ou menos assim: "Você não leva jeito para nada mesmo, né? Você tá aí, de novo, fazendo tudo errado. Distraída, desatenta, no mundo da lua, não sabe prestar atenção nas coisas e precisa mesmo se ferrar. Para ver se aprende. Mas aposto que não vai aprender, porque você sempre estraga tudo e não consegue fazer nada direito. Você é uma idiota, Juliana". *Respira. Respira. Quem é que está gritando? Quem é que está brigando comigo? O que tá acontecendo aqui?* Fui sentindo um estranhamento, me questionando e tentando entender de onde vinha esse fluxo de negatividade, depreciação e julgamentos. *Mas continue correndo, corre, porque isso sim é o que precisa ser feito.*

Como faz para correr quando existe uma voz interior acabando com você? Era um mix de razão, emoção e completa confusão. Por alguns instantes pensei que estava ouvindo vozes, me senti atordoada, com a respiração ofegante e as pernas queimando por conta das passadas aflitas que dava correndo. Quase não conseguia ver o que se passava à minha volta. Meu foco era somente chegar, desviar das centenas de pessoas andando calmamente e tão distraídas quanto eu mesma estava havia poucos minutos. Parecia que aquele portão não chegava nunca. Em alguns aeroportos maiores, é comum haver não só portões como asas ou setores, geralmente denominados por A, B, C, D e por aí vai, como também portões denominados por números. Acontece de você precisar ir até o portão D32 e estar no B10 ainda. Justamente, naquele dia, parecia que eu me encontrava no ponto mais distante possível, mas tudo o que poderia fazer era seguir correndo, ofegante e lidando com aquela bendita voz interior que mais atrapalhava do que ajudava.

Enfim, visualizei o portão, estava me aproximando dele, não via mais filas, não via quase ninguém. *Meu Deus, será que ainda dá tempo?* E, provavelmente por uma bondade divina, no display do portão estava escrito *LAST CALL*, ou seja, ainda era a última chamada, ainda dava tempo, mesmo que no limite do limite. Tenho um amigo que brinca sobre as coisas sempre darem certo para mim, mesmo quando tudo parece estar dando errado. Já minha terapeuta sugere que eu aceite, de uma vez por todas, que adoro viver com emoção. Querendo ou não, estamos criando a nossa realidade o tempo todo a partir de nossas crenças, sentimentos, pensamentos e comportamentos. Entrei naquele avião com o sentimento de quem estava voltando de uma luta ou uma prova física de alto impacto. Suada, descabelada, desorientada, mas, em algum aspecto, sobrevivente, para não dizer vitoriosa. A tal da voz interior não me permitiria sentir nenhum vislumbre de vitória, quanto menos me sentir bem naquele contexto todo. A maior intenção dessa voz era me derrubar e me fazer sentir como lixo. Mas de onde surgiu isso?

Sã e salva, sentada no meu assento na classe econômica, respirando para retomar o fôlego, fechei os olhos, silenciei o mundo exterior e mergulhei, ainda que com receio e um pouco de resistência, no meu mundo interior. Passei um mês meditando durante horas por dia; havia assistido a pelo menos vinte palestras de mestres espirituais. Se tem algo que está fora da harmonia e dos conformes, o melhor que posso fazer é olhar de frente, olhar no olho e não mais virar as costas, esperando que vá desaparecer. Isso se chama maturidade emocional. Naquela época, percebi que tinha, sim. Tinha bem pouca, para falar a verdade. Precisava treinar esse confronto com nossos monstros interiores, com as vozes malignas que surgem de repente, com os gatilhos que despertam nosso pior.

Olhe de frente e encare. Você é adulta e se tem algo a temer é passar uma vida fugindo daquilo que precisa ser confrontado. É uma escolha tanto se acovardar quanto enfrentar e crescer com isso. Era o que repetia internamente, respirando de modo pausado, pelas narinas, equalizando as sensações, acalmando a frequência cardíaca e, com isso, acalmando as ideias também. Em busca daquela voz, a qual eu ainda não conhecia. O que será que ela ecoava? O que será que representava? Não se parecia com uma voz interior, tampouco com a minha própria voz. Parecia mais um megafone invasivo, dizendo tudo aquilo que você não deseja ouvir. Parecia com uma general. General no ápice de uma repreensão disciplinar, aplicando ação corretiva verbal destinada a repreender erros, falhas ou comportamentos inadequados. De onde surgiu esse turbilhão dentro de mim? Seria semelhante aos meus técnicos do passado, no esporte? Em partes, sim. Seria semelhante às duras broncas da minha mãe? Possivelmente.

Essa "general", na verdade, representa a minha parte crítica e controladora. É a versão da Juliana excessivamente crítica, impositiva e negativa. Para o psiquiatra suíço Carl Gustav Jung, nada mais é do que o "lado sombrio interior" ou "aspecto interior punitivo", e todos temos isso. Essa voz interior tende a revelar aquilo que tentamos esconder:[7] no meu caso, a autocrítica intensa, as exigências rígidas e uma tendência a

---

[7] NORONHA, H. Todos temos um "lado sombra" da personalidade: o que é e como lidar com ele. **Periscópio**, [s.d.]. Disponível em: https://sites.usp.br/psicousp/todos-temos-um-lado-sombra-da-personalidade-o-que-e-e-como-lidar-com-ele/. Acesso em: 31 ago. 2023.

> Uma coisa é você saber, lá no fundo do seu ser, o que você realmente precisa melhorar.
> Outra coisa é você não fazer a mínima ideia sobre isso ainda. Ambas as situações podem causar desconfortos.
>
> Da porta para dentro cada um sabe o quanto dói se sentir consciente sobre as suas melhorias e mesmo assim falhar, de novo e de novo.
> E o quanto dói descobrir um traço limitante de si, sobre o qual não se fez ideia, jamais.

me desvalorizar. E lá estava eu, diante de uma parte de mim que eu não conhecia. Diante de um ponto cego.

O ponto cego no contexto do autoconhecimento e da Psicologia se refere aos aspectos de nossa personalidade, comportamento ou características que ainda não conseguimos perceber conscientemente sobre nós mesmos. Esses pontos cegos podem ser desconhecidos ou pouco explorados, mas ainda assim podem influenciar ações, decisões e interações com os outros.

Na Psicologia, o termo "ponto cego" é frequentemente associado à teoria do "eu cego", que sugere que temos uma visão mais precisa e objetiva dos outros do que de nós mesmos. Em outras palavras, tendemos a perceber e julgar os outros com mais clareza do que fazemos conosco. Parece até contraditório analisar dessa maneira, já que, no meu caso, a "general" revela o aspecto interior punitivo que, geralmente, vem cheio de afirmações pesadas, imperativas e incisivas. Passar uma vida sem se perceber em nossos próprios diálogos internos pode ser um grande ponto cego. Você faz, sente, repete e não se dá conta ou ainda não se tornou capaz de discernir que isso é uma parte de si que precisa de ajuste, ou seja, um ponto de melhoria.

Descobrir os nossos pontos cegos requer reflexão profunda, *feedback* dos outros e, por vezes, ajuda profissional, como terapia, para ganhar uma compreensão mais completa de nossa psicologia interna. Reconhecer esses pontos cegos é uma parte importante do crescimento pessoal e do autoconhecimento, pois nos permite entender melhor nossos comportamentos, emoções e relacionamentos, o que nos permite fazer escolhas mais conscientes e saudáveis.

Iluminar os nossos pontos cegos, portanto, nos faz liberar grandes mudanças de paradigma nessa jornada de autoconhecimento. Trazer para a consciência aspectos importantes que precisam de cuidado que ainda estão nos lugares mais escuros e remotos do nosso ser, que ainda não vieram à tona ou foram descobertos. Despertar para os nossos pontos cegos não deve ser um motivo de choque, de conflito interno ou de repulsa. Ainda que em um primeiro momento seja, sim, chocante descobrir algo duro sobre si, entenda e acolha o fato de que gerar essa descoberta é o primeiro e mais impactante passo para que exista qualquer chance de mudança, além da eventual quebra de padrões e ciclos repetitivos que acontecerá gradualmente enquanto você vai obtendo aprendizados por meio da consciência, das novas formas de ver a si mesmo, agir, pensar e sentir.

E você, já identificou algum ponto cego? Se sim, quais?

_____
_____
_____
_____
_____
_____
_____

Com gentileza e empatia por si, faça uma respiração profunda e mentalize a seguinte autossugestão:

* No aqui e agora tudo está bem. Estou seguro(a) e me sinto pronto(a) para desvendar os meus pontos cegos, criando cada vez mais consciência e expandindo para melhores e mais harmoniosas formas de ser, sentir, amar, pensar e agir.

* De que forma esse comando ecoa em você, por dentro, por fora?

* Já se parabenizou por chegar até aqui?

> Você só cura o que está na consciência.
>
> – Carl Gustav Jung

Honre-se em cada etapa da jornada. Seu valor já existe no aqui e agora e se expande conforme você avança!

VOCÊ NÃO PRECISA DAR A VOLTA AO MUNDO PARA ENCONTRAR A SUA ESSÊNCIA

Em 2016, fiz a minha formação em *life coaching* e o mergulho foi tão profundo que repensei o meu estilo de vida, escolhas, mudei de planos, recalculei a minha rota e foi justamente no autoconhecimento que encontrei novas formas de me reencontrar e me reconhecer. Era o meu momento de descascar camadas do meu ser que haviam sido colocadas por influências que não filtrei, por ambiências que não questionei. Jamais poderia culpar alguém por isso, pois assumo a minha responsabilidade por tudo. Passei uns bons anos tendo sucesso na internet, ganhando bem com isso, cheia de oportunidades, bons contratos e viagens. Essa época me lembrava até mesmo o pós-reality e, caramba, de novo, me vi em parafusos, em conflito com quem estava me tornando, com a pessoa que estava sendo e a forma como estava me colocando disponível.

Qual era de fato a contribuição que deixava na internet? Do que eu realmente gostava? O que eu realmente escolheria se não tivesse tantas facilidades e privilégios? Por que, raios, sinto esse vazio dentro de mim quando tudo vai tão bem? Onde foi que me perdi?

Foi na busca pelas respostas a essas perguntas que comecei a fazer terapia. Semanalmente, ia ao consultório de Psicologia da Mirian Pereira,[8] passei a praticar ioga e meditação, li sobre minimalismo e essencialismo e fiz um bazar beneficente no qual vendi cerca de 70% de tudo o que tinha de roupas, calçados e acessórios para viver com menos fadiga da decisão e mais foco, intencionalidade e praticidade. Não aguentava mais gravar os meus famosos tutoriais de maquiagem e vídeos de beleza. Nada daquilo estava me fazendo bem, nem me preenchendo, nem me fazendo sentir útil.

Entrei em conflito com o que fazia, da maneira como fazia e, mesmo buscando ajuda, não foi da noite para o dia que consegui me entender com o que se passava dentro de mim. Parecia que eu havia sido engolida por uma névoa densa que me impedia de ver adiante. E por uma nebulosidade interior que também deixava tudo um pouco mais confuso. Foi preciso tempo, paciência, tentativas, muitos testes sobre o que fazia sentido. Tudo isso levou anos, na verdade. Mas, observando, percebo que há uma característica que não faltou e fez toda a diferença: o movimento. Eu não parei, apesar de ter desacelerado e, a meu ver, dado aqueles passos para trás que já havia experienciado no passado. De uma forma ou de outra, houve o necessário para a mudança, o movimento.

Estar em imersão na Índia foi um desses movimentos, que foi memorável, valioso. Só que diante dessa vivência e desse relato, mais uma vez, precisamos trazer clareza e reflexão: ninguém precisa dar a volta ao mundo para se encontrar ou reencontrar. Acreditar que o que vai nos salvar está em um lugar distante, mediante um investimento alto, em uma realidade contrastante, é praticamente o mesmo

---

[8] Mirian é esposa de Julio Pereira, coach focado em PNL. Ambos são muito importantes na minha jornada ao longo de mais de dez anos.

"

Há feridas
profundas que
não podemos
curar com uma
máscara de cílios.

"

que voltar a mirar a melhor versão lá longe, bem longe, sem olhar para o presente, ignorando o que já se tem, já se pode, já se é. Ninguém precisa dar a volta ao mundo para se fazer bem ou se sentir melhor. Pode até ajudar, porém não é o que muda a vida verdadeiramente. O que muda a vida verdadeiramente é a nossa capacidade de perceber o próximo passo possível e dá-lo o quanto antes. O que estava ao meu alcance era criar novos rituais para nutrir a minha espiritualidade, conversar comigo, com Deus, praticar atividades que ampliassem o meu bem-estar ou, ao menos, reduzissem estresse e ansiedade. O básico tem tanto valor e deixamos de fazer. Um minuto de silêncio, uma oração pela manhã, a gratidão pelo dia que passou, gratidão por quem já somos, uma caminhada contemplativa na natureza, pisar na grama, banho de chuva, banho de mar, um pedido de ajuda, colo, ombro amigo e terapia.

* O que está ao seu alcance agora?
* O que faria diferença na sua jornada?
* Do que você se orgulha sobre si e sobre a sua história que impulsionaria você ainda mais?

capítulo 8

MAPA DE ACOLHIMENTO: O QUE FAZER COM A GENERAL?

Encontrar uma general na minha vida, assim de repente, quando estava me dedicando tanto ao autoconhecimento, mergulhando na espiritualidade, foi um banho de água fria. Isso me faz pensar no quanto estamos sendo constantemente enganados e enganadas sobre os nossos próprios objetivos. Acabamos criando objetivos errados ou inatingíveis. Em um primeiro momento, quando nos deparamos com algo indesejado, seja uma emoção, pessoa ou situação, a vontade de eliminar, sumir ou sublimar é predominante, já que a mente busca o conforto, o caminho já conhecido e a economia de energia. Emocionalmente também buscamos um lugar de segurança, confiança e harmonia. De modo recorrente, observo perguntas que chegam até mim, desejando interromper ou eliminar os processos completamente naturais e esperados, como sentir medo, raiva, tristeza, ter pensamentos sabotadores ou negativos.

* Como faço para eliminar o medo?
* Como faço para parar de sentir inseguranças?
* Como impedir os pensamentos negativos?

Após explicar cuidadosamente para minhas alunas ou mentoradas como nossa mente, nossas emoções e comportamentos estão correlacionados e funcionam se entrelaçando, preciso fazer a importante revelação de que esses objetivos não são possíveis. A resposta é: não tem como. Entretanto, é possível ajustar não só o objetivo como também a expectativa gerada por ele. Gosto de sugerir novas abordagens, como:

* Como posso reagir melhor diante do medo?
* Como posso fortalecer a minha autoconfiança?
* Como posso lidar com os pensamentos negativos?

Para esses questionamentos existem respostas e, por esses caminhos, podemos trilhar essa rota de acolhimento necessária que torna a consciência, a compreensão e a melhoria bem mais possíveis. E foi justamente assim que tudo aconteceu depois que a general apareceu: primeiro quis que ela sumisse, depois quis eliminar aquela voz de dentro de mim, sendo que nada disso dava certo ou gerava melhores resultados. Se você tem as mesmas atitudes, terá os mesmos resultados. Sendo assim, passei a matutar como poderia agir diferente. E se eu – da mesma maneira como precisei encarar essas vozes, me sentar com elas, olhando no olho, e ter uma atitude sustentada pela maturidade emocional – conseguisse estabelecer um acordo de paz com esse território inimigo? Pois bem, o território está lá, não há como eliminar, não tenho como fugir. O que me resta é desbravar e encontrar um ponto pacífico nisso tudo. A arte de aprender a lidar!

Lidar com aquilo que é novo em nós e incomoda grandemente é quase como conviver com alguém por quem você sente zero afinidade e sintonia ou até mesmo sente desconforto e contrariedade. Se julgar, se rotular ou levar essas características recém-descobertas para sua identidade não ajudará em nada, e parte da expansão da consciência está na não resistência. Brigar com você, com tudo e com todos requer muita energia e nem sempre traz os melhores resultados.

Ahimsa é o primeiro dos cinco *yamas*, que são os princípios éticos que formam a base da ioga.[9] A palavra vem do sânscrito e representa um conceito fundamental na ioga, que é o da não violência ou não agressão. Basicamente, é um princípio ético que envolve não causarmos dano físico, mental ou emocional a nós mesmos, aos outros seres vivos e ao mundo ao nosso redor. Perceba como a ideia do *ahimsa* não se restringe à ação física, mas também inclui o cuidado com as nossas atitudes emocionais, como a raiva, o ódio e a inveja. Também não significa que seja errado sentir essas emoções ou que devamos eliminá-las. Para mim, *ahimsa* é uma maneira de coexistir com conflitos internos e externos, evitando a reatividade, os impulsos, para que o objetivo da não violência possa ser atingido.

Se chegamos ao passo do acolhimento, precisamos considerar novas maneiras de implementar essa capacidade natural que vamos perdendo por conta da desconexão com nossa essência, nosso autorrespeito e amor-próprio. O acolhimento em questão começa dentro de cada um de nós e

---

[9] Os outros quatro são sinceridade, honestidade, mover-se e ausência de luxúria.

> Não é possível oferecer ao outro aquilo que você ainda não cultivou dentro de si.

somente assim ele será possível e estará disponível para os outros e para o mundo à nossa volta.

Se naquele momento da minha vida e do meu despertar eu estava fazendo o melhor que podia com os recursos que tinha, algum recurso importante estava faltando. Nem precisei ir muito longe em minhas reflexões para perceber que aquela general interior era um reflexo da minha falta de acolhimento comigo mesma. São surpresas atrás de surpresas e o jogo do despertar parece uma caça ao tesouro, só que, às vezes, quando você comemora que achou mais um baú e vai abri-lo na intenção de encontrar um tesouro, pula um sapo na sua cara. Hoje em dia eu consigo ver valor até no sapo que pula na minha cara e ainda sigo me deparando com eles. Mas quer saber por que eu enxergo valor até nisso? Porque a descoberta vale muito mais do que a ignorância. Só que a descoberta é para os fortes, para aqueles que buscam, que vão de peito e mente abertos, que se sentam para olhar no olho do medo e já aprenderam a não mais recuar diante das ameaças. Encontre valor no simples fato de não se deixar paralisar, encontre valor na forma como tem ativado mais sua coragem. A intenção que permeia suas ações determina o valor agregado que cada movimento seu possibilita.

É um processo sem fim. Investigar-se sempre vai render descobertas e, em vez de julgar o valor do tesouro pelo conteúdo, apenas entenda que não é sobre ter ouro ou não dentro do baú; é sobre ser capaz de mapear um novo território para enfim poder trilhá-lo com maestria e sabedoria. Ao alimentarmos a resistência e as expectativas, acabamos transformando esse território em um campo minado, cheio de ameaças e perigos. Ao alimentarmos o acolhimento e a compreensão dos fatos, sem julgamentos, somos capazes de extrair grandes riquezas dessas terras desconhecidas e mesmo os destroços e os entulhos podem ser reparados, consertados e transformados em relíquias. É assim que nos reconectamos com a importância de identificar os pontos cegos para que passem a ser pontos de melhoria.

Tendo a compreensão sobre acolher o que vier, precisamos olhar também para o que acaba vindo do mundo externo, que não está sob nosso controle, as surpresas da vida, especialmente aquelas que não são agradáveis e geram dor, raiva e inconformidade. Acolher a nós mesmos é o primeiro movimento que precisamos fazer para exercitar essa movimentação em nossa vida, fortalecendo essa capacidade. Lembra-se de que não somos capazes de oferecer o que não faz parte do nosso repertório interior? Gerando acolhimento por você, pelo seu momento, com novas possibilidades e resultados, você será mais acolhedor com as pessoas e o mundo que o cerca. Saber se tornar alguém mais acolhedor não significa jogar a general pelo penhasco, muito menos passar a mão na própria cabeça com conformismo, mas significa, sim, com empatia e amor-próprio extrair, por meio de uma visão positiva, aquilo que está na sua alçada hoje e o que pode melhorar a partir daí.

Conviver com a general exigiu de mim bastante manobra mental e emocional, e minha intenção era fazer isso de maneira não violenta e levemente acolhedora, já que ninguém sai abraçando o inimigo do dia para a noite. É como ingressar em um novo ambiente de trabalho e se deparar com alguém no seu setor que é tudo com o que você não gostaria de conviver, mas precisa aguentar de alguma forma. Exige adaptação, paciência, alinhamento, fortalecimento do *self* como um todo (veremos mais sobre os alicerces do *self* no capítulo 10). Estar bem consigo mesmo faz com que você esteja minimamente bem para lidar com o que se passa à sua volta, minimizando reatividade, impulsividade, rigidez e atritos. Percebo muito isso na maternidade. Sendo mãe de dois, confesso que me deparei com lados de mim mesma que ainda não havia conhecido e não foi nada agradável. Não estar bem favorece que aquela portinha de segurança que guarda os nossos monstros interiores seja irrompida bruscamente. Nessas horas, parece que não dá nem tempo de pensar, e quando vemos o estrago está feito.

Passar uma vida toda sendo reconhecida e elogiada como uma pessoa calma, centrada, paciente e concordar com isso tornou um choque vivenciar momentos em que uma coisinha de nada parecia uma tempestade dentro de mim. Dias em que o cansaço, a falta de sono, de silêncio, de espaço ou de individualidade acabaram pesando e me levaram a perder a cabeça e a paciência por pequenos detalhes, os quais nem eram necessariamente um problema. Tudo isso diante de um ser indefeso, como um bebê, uma criança, sendo eu o exemplo de autorregulação de que eles precisam, descontrolada e à flor da pele. Momentos como esses aconteceram, seguem acontecendo e sei que acontecerão.

Não vamos, novamente, errar os nossos objetivos. Enquanto mãe, já não desejo nem espero dar conta de tudo, ser impecável, 100% centrada e plena. Eventualmente estarei, sim, à flor da pele, mas esses deslizes já não acontecem mais da mesma forma. Vamos nos tornando capazes de prever quando a onda de raiva e de frustração começa a surgir, vamos criando ainda mais sensibilidade sobre as nossas necessidades mais íntimas, deixando as pessoas à nossa volta saberem o que está se passando aqui dentro, já que elas não adivinham. Se sinto que estou em meus 50% de disponibilidade e energia emocional, meu time de trabalho e meu parceiro vão saber. Meus filhos também vão saber.

Não mais por meio de reatividade, impaciência e picos de estresse, mas por meio das minhas palavras antes mesmo que qualquer um desses cenários aconteça. E quer saber? Só o fato de fazer esse esvaziamento mental e emocional, de falar sobre o que se sente e desabafar com transparência, já evita que muito estrago seja feito. Guardar, lutar contra e criar resistência só retroalimenta o estado interno indesejado, intensificando sua força e potência.

* Como posso lidar com tudo daqui para a frente?
* O que aprendo com isso?

Essas são as minhas perguntas de poder que carrego dia e noite, que me ajudam a gerar centramento, respiro e reflexão. Com as crianças, quando as minhas palavras, atitudes e reações acabam sendo desalinhadas ao que gostaria, respiro fundo, dou o meu tempo de digerir essa carga emocional e me reporto aos meus filhos, pedindo desculpas pelo acontecido, dizendo que, enquanto mãe, estou aprendendo todos os dias e que juntos vamos aprender muito ainda. Pergunto como eles estão se sentindo, explico como estou me sentindo também.

Assim, a general foi se tornando cada vez menos presente, cada vez menos dura, imperativa e autoritária. Interessante pensar que mesmo uma voz interior – que mais parecia um monstro interior – possa ser domesticada. Primeiro parei de lutar contra, criei filtros para toda a dureza que vinha impressa em cada bronca, para que aquilo não se

> Não podemos controlar a intensidade da ventania que se passa em nosso mundo exterior, mas podemos controlar o quanto vamos permitir que ela impacte o nosso mundo interior.

tornasse uma verdade. Entra por um ouvido e sai pelo outro? Não precisa ser bem assim. Criei coragem para investigar de onde vinha esse tom, de onde vinham esses julgamentos e o que isso tudo queria me dizer. A tal da intenção positiva. E sabe qual era? Depois de muito investigar, percebi que essa parte de mim queria me proteger do erro, das falhas, de passar vergonha ou "fazer feio". Só que me proteger de tudo isso não me ensina a lidar com nada disso. Você vai precisar errar, falhar, passar vergonha e "fazer feio" para aprender, para evoluir, para encontrar o seu lugar de acolhimento até mesmo quando algo dá errado. Erramos o objetivo querendo acertar sempre, querendo ser o melhor possível e não nos preparamos minimamente para quando erramos ou somos quem não queremos ser. Evoluir depende do melhor que você tira de cada deslize.

São tantos aprendizados que, somados, exprimem a nossa evolução do ponto inicial até os dias atuais, porém eles acontecem somente para quem se permite enxergar valor. Quando você sabe o que se exigir, sabe o que tem para dar, ajusta as suas expectativas e objetivos, consegue ver muito mais valor em ser quem você é e em quem está se tornando com melhoria constante, além de reconhecimento. Assim vamos saindo da autocrítica excessiva para o lugar do autorrespeito, e isso acontece a partir de doses constantes de acolhimento.

capítulo 9

MAPA DE ACOLHIMENTO: DIANTE DA DOR, DA RUPTURA E DA PERDA

Aprofundando mais sobre o processo emocional, diante da dor, de uma perda, de um luto, existem estágios que fazem parte do processo de cura, portanto eu afirmo que não existe nada de errado em sentir raiva. O que, nesse contexto, seria ineficiente é, mais uma vez, o desejo de eliminar uma emoção, rejeitando-a, criando resistências e conflitos. Observe a seguir os estágios naturais para curar uma ferida emocional e entenda que não precisamos e não devemos pular etapas. Isso faz parte da nossa maturidade emocional também, é parte dos nossos aprendizados sobre a validação da sua versão atual. Afinal, rejeitar o que você sente é uma forma de bloquear o acolhimento necessário que permite a sua própria cura, bem como a sua capacidade de autovalidação, pilar importantíssimo do autodesenvolvimento proposto neste livro.

Estudiosos do luto identificaram algumas etapas que muitos de nós podemos experienciar nesse processo. Essas fases foram inicialmente propostas pela psiquiatra suíça Elisabeth Kübler-Ross em *Sobre a morte e o morrer*[10] e acabaram mexendo muito comigo, pois me ajudaram a entender por que um momento de perda é regido por um tempo que não consigo controlar. Meu primeiro contato

---

[10] KÜBLER-ROSS, E. **Sobre a morte e o morrer**: o que os doentes terminais têm para ensinar a médicos, enfermeiras, religiosos e aos seus próprios parentes. São Paulo: WMF Martins Fontes, 2017.

com essa ideia foi em uma palestra da Mirian Pereira, psicóloga que mencionei mais cedo aqui no livro e que participou de um evento de autodesenvolvimento que faz parte do meu calendário anual e reúne centenas de pessoas presencialmente. Essas fases me fizeram voltar no tempo, revisitando os momentos de dor, quando pude sentir um entendimento que ainda não havia experienciado. Aquela compreensão foi como uma lâmpada que se iluminou para mim, ou seja, aquela sensação que remete ao momento em que alguém ou algum conceito é capaz de explicar o que você ainda não conseguiu por conta própria. Se observar atentamente, você perceberá que os pontos se conectam não apenas com situações de morte mas também com momentos de tristeza, de frustração profunda, de ruptura e outras situações de perda, como perda de emprego, de casa, até mesmo de uma amizade.

A seguir, apresento a você as etapas do luto e as suas rotas de cura. Lembre-se de que o objetivo não é *não sentir*, mas lidar melhor com cada uma delas.

NEGAÇÃO

Essa é a fase inicial, em que existe uma dificuldade de aceitação sobre a realidade, seja da perda, do choque vivido ou da frustração sentida. Pode haver uma sensação de choque e entorpecimento emocional, com pensamentos como "isso não pode estar acontecendo" ou "deve haver algum engano". É aquela sensação de perder o chão, de estar desnorteado, de estar em queda livre.

ROTA DE CURA

Respire, respire, respire. Respirar nos ajuda, imensa e gradualmente, a retomar um estado de consciência e presença. Pesquisas científicas recentes mostram que, enquanto a respiração rápida, superficial e sem foco pode contribuir para uma série de problemas, incluindo ansiedade, depressão e pressão alta, desenvolver um controle maior sobre os nossos pulmões pode trazer muitos benefícios para a nossa saúde física e mental.[11]

BENEFÍCIOS DA RESPIRAÇÃO CONSCIENTE

- **Reduz a ansiedade:** a maneira como você respira parece enviar uma mensagem ao cérebro de que está tudo bem.[12] Ou seja, quando você torna as suas respirações lentas e constantes, todo o seu corpo e mente reagem da mesma forma.

- **Reduz o estresse:** outro benefício é a redução do estresse. Isso acontece porque a maneira como você respira pode retardar a frequência cardíaca e a digestão e promover sentimentos de calma, que controla a liberação de hormônios do estresse como o cortisol.[13]

- **Reduz os sintomas depressivos:** outro estudo, este da Universidade de Boston, concluiu que o exercício

---

[11] ROBSON, D. Os surpreendentes benefícios de se aprender a respirar mais devagar (e como fazer isso). **BBC**, 25 out. 2020. Disponível em: https://www.bbc.com/portuguese/vert-cap-54538822. Acesso em: 31 ago. 2023.
[12] BROWN, R. P.; GERBAG, P. L. **Respire**: o poder curativo da respiração. São Paulo: Lua de Papel, 2017.
[13] *Ibidem*.

de ioga diário e a respiração coerente podem reduzir os sintomas depressivos significativamente. Pacientes que foram submetidos a esses exercícios por doze semanas tiveram os seus níveis de ácido gama-aminobutírico, produto químico cerebral com efeitos calmantes e anti-ansiedade, elevados.[14]

TÉCNICA DE RESPIRAÇÃO CONSCIENTE

Eu levo os exercícios respiratórios muito a sério e cuido disso em meus rituais de sustentação – que vamos ver mais para a frente e mapear os seus também – e nos cursos que ministro, palestras e imersões empresariais. Desde que me aprofundei nas práticas de *pranayama*,[15] durante as minhas práticas e formação em ioga, me sinto enriquecida em poder criar mudanças importantes em estado interno, no meu sentir, a partir de técnicas de respiração. Basicamente você usa esse ato tão poderoso para se recompor, sendo que, na maior parte do tempo, respiramos apenas no modo automático.

Essa é uma técnica simples, poderosa, recomendada por médicos, terapeutas e psicólogos, chamada *respiração quadrada*. Ela é feita com presença e o uso otimizado do corpo, tirando o foco da respiração superficial ou torácica. Vamos usar o diafragma e a região abdominal também, para alcançar o potencial da prática. O objetivo é respirar a uma

---

[14] SCOTT, T. M. *et al.* Psychological Function, Iyengar Yoga, and Coherent Breathing: A Randomized Controlled Dosing Study. **Journal of Psychiatric Practice**, v. 25, n. 6, p. 437-450, nov. 2019. Disponível em: https://journals.lww.com/practicalpsychiatry/Abstract/2019/11000/Psychological_Function,_Iyengar_Yoga,_and_Coherent.4.aspx. Acesso em: 13 set. 2023.

[15] Do sânscrito, *pranayama* significa prana = energia vital + yama = controle.

taxa de seis respirações por minuto, porém permita-se ir praticando, conforme seu possível, combinado?

1. Sente-se com as costas eretas ou deite-se, coloque as mãos sobre a barriga.
2. Respire devagar, aumentando a barriga, contando até quatro.
3. Dê uma pausa.
4. Lentamente exale contando até quatro novamente.
5. Pratique nesse padrão por dez a vinte minutos por dia ou o tempo que for possível – todo empenho é válido!

Estudos vêm concluindo que uma determinada frequência respiratória de cerca de seis expirações por minuto pode ser especialmente restauradora, desencadeando uma "resposta de relaxamento" no corpo e no cérebro, benefícios extremante bem-vindos no dia a dia, não só nos momentos desafiadores, não é mesmo?[16]

Vá treinando respirar com o diafragma em vez de movimentar o peito para encher os pulmões com mais ar. Você pode intencionar expandir mais as costelas ao respirar, por exemplo. Outro objetivo aqui seria diminuir conscientemente o ritmo da respiração em repouso. Caso você tenha um *smartwatch*, perceba qual é a média de respirações por minuto. No modo automático, geralmente respiramos catorze a quinze vezes por minuto, então procure reduzir essa média,

---

[16] JAFARI, H. *et al.* Can Slow Deep Breathing Reduce Pain? An Experimental Study Exploring Mechanisms. **The Journal of Pain**, v. 21, n. 9-10, p. 1018-1030, set-out. 2020. Disponível em: https://www.sciencedirect.com/science/article/pii/S152659002030002X. Acesso em: 13 set. 2023.

ok? Respirações lentas e profundas desencadeiam respostas fisiológicas em cascata que aceleram a sua jornada a um estado de foco, centramento e relaxamento mais completo em comparação com exercícios *mindfulness* mais passivos.

Caso você enfrente desafios como sono ou insônia, esse mesmo exercício pode ser adaptado para estimular o seu sistema parassimpático, uma das duas divisões do sistema nervoso autônomo, responsável pelas funções de recuperação, repouso, relaxamento, após períodos de atividade ou estresse. Ele é o contraponto do sistema simpático, responsável pela "resposta de luta ou fuga". Enquanto o sistema simpático prepara o corpo para enfrentar situações estressantes, o sistema parassimpático contrabalança esse efeito e ajuda a restaurar o corpo a um estado de recuperação e repouso.

Para obter um estado de mais relaxamento, basta prolongar a exalação, ou seja, a saída do ar. Você pode manter a inspiração com o ar entrando em quatro tempos e, ao exalar, faça-o em seis tempos. Lembrando-se de manter um mínimo estado de conforto, a ideia é que os exercícios ampliem seu bem-estar, e não o oposto. Por isso gosto de falar em "tempos" de exalar e inspirar, e não em segundos. Assim você encontra e respeita o seu próprio tempo e, com a prática, vai sentindo até uma melhora nessa capacidade pulmonar, prolongando a entrada e a saída do ar.

RAIVA

Após a negação, a pessoa pode sentir uma onda de raiva e ressentimento em relação ao acontecido. Essa raiva pode ser direcionada para a perda em si, para outras pessoas envolvidas ou até mesmo para si mesma. Diante de todos os relatos de alunas, seguidoras e, inclusive, os meus próprios relatos em sessão de terapia, é possível perceber o quanto a raiva figura entre as emoções indesejadas mais desconfortáveis. Ninguém gosta de sentir raiva, pois ela faz com que a gente pulse ondas de fúria que parecem mais fortes do que a nossa capacidade de autorregulação e autocontrole. A raiva nos leva a ultrapassar limites e revelar novos vieses sobre nós, capazes de desconcertar e estremecer.

Confundir o que se sente é mais comum do que você imagina. Nos meus principais momentos de confusão, de crise existencial, eu mal sabia descrever o que se passava dentro de mim mesma. Não se culpe, não se cobre, mas entenda a importância de aprimorar a sua capacidade de observar as tempestades e os vendavais do sentir. Ao passar por descargas emocionais intensas, dê uma chance para ampliar a sua percepção sobre as sensações que surgem: o que você sente, onde você sente, de que maneira, tem peso, temperatura, a sua emoção tem uma forma ou cor? Ir se familiarizando com os seus processos emocionais é favorável para que você se familiarize também com o que vai ajudar a estabilizar o seu estado interno.

* Você consegue saber e descrever o que está sentindo?
* Você se sente capaz de nomear as suas emoções?

ROTA DE CURA

A raiva é uma emoção carregada de energia, então aprender a direcionar essa energia por meio do esporte, com explosão física (luta, atividades de impacto), ou gritar, socar o travesseiro, é essencial. Canalizar a raiva é um dos processos de maturidade emocional que eu considero mais importante. Caso contrário, acabamos nos ferindo e ferindo quem amamos. Lembrando que deixar de digerir emoções pode levar à somatização e ao adoecimento, inclusive físico.

Saber nomear as emoções é um processo valiosíssimo que nos permite, ao compreender o que estamos sentindo, direcionar melhor as nossas ações para a gestão emocional acontecer. Geralmente o nosso repertório para falar de emoções é muito limitado e não é algo que somos ensinados, além de já se encontrar inserido em nossa bagagem. Confesso que foi depois de ter meus filhos que passei a compreender a importância de ampliar o nosso vocabulário emocional. Para ajudar nessa missão, gostaria de apresentar a você a roda das emoções.

Ela é um modelo psicológico que busca representar as diversas nuances das emoções humanas em forma de círculo. Ela foi inicialmente criada por Robert Plutchik, renomado psicólogo e pesquisador emocional, em 1980. A concepção original de Plutchik dividiu as emoções em oito emoções básicas: alegria, tristeza, raiva, medo, surpresa, antecipação, aversão e confiança. Ele acreditava que as emoções podiam ser combinadas e misturadas, assim como as cores primárias, gerando emoções secundárias.

Posteriormente, Gloria Willcox, também psicóloga, expandiu essa ideia ao introduzir variações na roda das emoções. Sua contribuição resultou em um modelo mais complexo e abrangente, capaz de capturar uma gama mais

> Saber nomear as emoções é um processo valiosíssimo que nos permite, ao compreender o que estamos sentindo, direcionar melhor as nossas ações para a gestão emocional acontecer.

ampla de experiências emocionais humanas. Gloria acrescentou nuances às emoções básicas de Plutchik, reconhecendo que as emoções não eram estáticas e lineares, mas, sim, complexas e multifacetadas. Sua ampliação da roda das emoções permitiu a inclusão de emoções intermediárias, abrindo espaço para explorar estados emocionais mais sutis.

Com a contribuição de Willcox, a roda das emoções se tornou uma ferramenta ainda mais poderosa para psicólogos, terapeutas e estudiosos das emoções. Ela oferece uma representação visual das complexidades da experiência humana, ajudando a compreender como as emoções se entrelaçam e evoluem, permitindo uma exploração mais profunda das emoções, ajudando a reconhecer que os sentimentos não são estáticos, mas fluidos, e muitas vezes são influenciados por uma variedade de fatores. Foi justamente a versão ampliada de Gloria Willcox que conheci ao estudar Psicologia Positiva e, na minha percepção, ela é capaz de trazer mais clareza do que uma simples nuvem de sentimentos. Ao observarmos as derivações de uma emoção-raiz, conseguimos, inclusive, entender melhor as nossas rotas de descompressão, as nossas maneiras de lidar e criar gestão emocional.

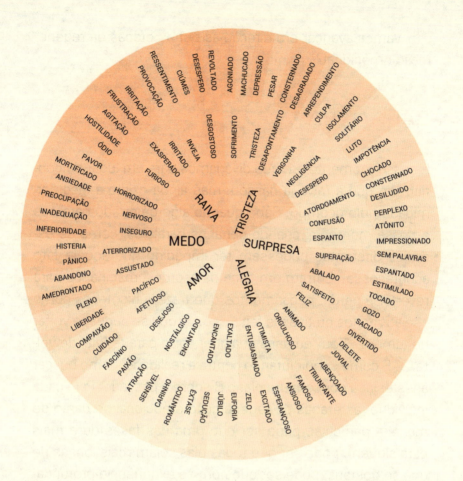

Consegue perceber todas essas nuances? Observe como uma emoção básica pode se desdobrar de diversas maneiras, dependendo do seu estado interno atual, da forma como você está ou não em dia consigo mesmo e da sua capacidade de geri-la. Assim como podemos treinar para fortalecer os nossos músculos, fortalecer a nossa cognição e fazer gestão emocional também requer treino constante e é possível. Inclusive, a gestão emocional aliada a rotinas de autocuidado nos permite evitar que aquela gota inofensiva seja o que transbordará o copo d'água.

Vamos avançar em direção às outras etapas da regeneração emocional?

BARGANHA

É nesse momento em que divagamos para um lugar de conflito em que a raiva já passou, mas ainda existe a inconformidade pelo ocorrido. Sabe quando algo dá errado para nós e nossa mente vai criando cenários paralelos, como se escolhas diferentes pudessem ter impedido que aquele fato acontecesse? Entram em cena os acordos imaginários para reverter a perda, pensamentos que trazem hipóteses como "se ao menos eu tivesse feito isso…" ou "se pudesse voltar no tempo…" ou "eu daria qualquer coisa para tê-lo(a) de volta…". É como seguir lutando contra a realidade, como buscar anestesiar a dor com um plano B sobre o passado. Para cada indivíduo, as etapas de regeneração emocional se darão de maneira particular, pode ser que uma das fases dure mais para alguém, pode ser que todas elas sejam mais longas do que se gostaria, pode ser que nem se experiencie profundamente alguma delas.

ROTA DE CURA

Negociar com o passado não nos trará a possibilidade de mudar a nossa realidade. Negociar com o futuro talvez aumente consideravelmente a ansiedade. Tudo o que temos ao nosso alcance é o presente. O momento presente e nossa capacidade de recomeçar de onde estivermos. Nossa rota de fuga aqui é uma reflexão diante de algo que me aconteceu e me serviu de lição para direcionar a minha energia do questionamento e da resistência, que alimentam o estado de barganha e só nos aprisionam ao que já não volta mais.

Para nos libertarmos e darmos os passos para outras etapas desse processo emocional, viver a barganha como uma etapa, e não como um fim, pode fazer toda a diferença. Os pensamentos virão, as indagações virão, e a tendência é criar um cenário em que tudo seria diferente. É ilusão. Sabendo disso você não precisa lutar contra. Deixe os pensamentos virem, deixe os pensamentos livres para ir também, sem se apegar a eles. Esse é um dos preceitos da meditação. A compreensão de que não vamos nos livrar dos pensamentos, mas podemos deixá-los livres, sem pegar carona, sem criar apego ou identificação.

Enquanto escrevo estas palavras, venta muito forte lá fora. Estou no escuro da sala de casa, com uma vela acesa de lavanda e alecrim. Uma playlist de música clássica toca bem baixinho e, subitamente, ao refletir sobre a fase da barganha quase me teletransportei de volta para o centro cirúrgico, em dezembro de 2017, na minha primeira gestação, primeiro parto, emergencial. Quero contar a você esse episódio da minha vida para ilustrar como pode ser essa fase da barganha.

Passei uma gestação dedicada a leitura, ioga e meditação. Estava recém-chegada da Índia quando engravidei, inclusive antes de viajar havia intuído que, em meu retorno, eu engravidaria e, de fato, foi exatamente dessa maneira que tudo aconteceu. Nos primeiros dias em que havia voltado para casa, Anne Liv, minha primogênita, foi concebida. Diferentemente da minha própria história, de quando fui gerada, minha filha foi planejada, desejada e, desde o primeiro momento, foi muito bem-vinda e amada. Como era especial poder proporcionar a ela essa chegada ao mundo assim, amada e desejada. Fiz o meu melhor para estudar, me preparar, vi todos os documentários sobre parto humanizado, todos os conteúdos que pude sobre parto normal, vaginal, na água. Criei uma ideia fixa de que a vinda da minha filha seria o mais gentil possível, o mais natural possível. Sonhei e sonhei e sonhei com esse momento. Como seria sentir as primeiras contrações? Como seria ver o meu corpo parindo um bebê e conhecer essa força magnífica que habita em uma mulher?

Toda essa busca e esse acúmulo de novas informações geraram bastante conhecimento e, também, bastante ansiedade. Só que eu não soube nomear exatamente o que sentia, não me permiti falar sobre os meus medos e inseguranças. Acreditava que só o fato de ler e buscar seria o suficiente para amenizar o que se passava dentro de mim. Não externalizei nem metade do que passei, levei alguns sustos no meio da gravidez, tive um sangramento de início, precisei ficar de repouso por um tempo. Depois tive uma urticária severa e crises de bronquite alérgica. Pensava ser a imunidade que, nas gestantes, pode ficar comprometida. Imagino que a essa altura do campeonato você já seja até capaz de nomear o que eu não soube naquela época. Todos os sinais do meu corpo, inclusive insônia, algo novo para mim na época, eram um alarme tocando baixinho. Mas eu precisava ser grata, estar com um sorriso no rosto, afinal tive a benção de engravidar com tamanha facilidade, tive um companheiro ao meu lado, me apoiando, me cuidando, família e rede de apoio. Não deveria me queixar, reclamar, seja grata, seja grata. Eu me forcei a ser a minha melhor versão gestante possível, do dia para a noite.

Ao me aproximar da data prevista, eu já havia engordado mais de vinte quilos, estava bem inchada, cansada, sentia dores na lombar. *Talvez se eu tivesse equalizado a ansiedade dentro de mim teria sido diferente. Quem sabe fazendo terapia, criando um diário ou me abrindo com as pessoas mais próximas, eu teria aliviado a angústia que era sentir medo e insegurança calada. Provavelmente gerenciando melhor as minhas emoções, não teria descontado tanto na comida.* Seguindo o caminho do "seja grata", segui mesmo, até o fim, porém guardando toda essa barganha dentro de mim. Percebeu que ali eu já estava tentando negociar uma realidade diferente com hipóteses sobre escolhas que não voltam mais? Para você ver que essas etapas que falam sobre o luto se aplicam a outros desafios mais brandos também. (Se bem que não seria justo nem coerente qualificar ou quantificar a intensidade de um desafio, afinal, só quem passa por ele sabe o que e quanto sente.) Eu escolhi, naquela situação, sentir os meus desafios em silêncio.

Estava havia apenas um dia de completar as quarenta semanas, ou seja, gestação completa. Lembro-me de estar feliz e animada, com a mala da maternidade pronta desde a semana 36. Tomei um banho quente bem agradável, vesti uma camisola branca linda, passei os meus óleos na barriga (que barrigão!). Meu corpo estava tão diferente, o que era mágico – e um pouco assustador também. Para quem deseja um parto natural, existem alguns caminhos também naturais que podem ajudar nessa reta final, como caminhada, posição de cócoras e relação sexual. Confesso que usei todos os meus recursos, apesar de tudo o que já era familiar parecer um tanto novo quando se carrega um bebê na barriga. E, nessa noite, até sugeri ao meu marido um momento para nós dois ficarmos aninhados, namorando um pouco, pois quem sabe assim seria uma forma de favorecer o trabalho de parto. Mas, como nós dois já estávamos cansados, acabamos optando por investir em uma boa noite de sono, já que não se sabia como seria dali para a frente, com a chegada da bebê.

Dormi e não me recordo se sonhei, se me virei muito ou não. Acordei às 3h50 da manhã, curioso horário em que eu acordava constantemente e, dali para a frente, vinha a insônia. Ventava lá fora, era quase verão, o tempo estava quente e úmido. Mais uma madrugada desperta, apertada para fazer xixi, e com uma pressão forte no baixo ventre – devia ser a minha bexiga cheia. Fui me movendo como conseguia para descer da cama, a luz do quarto apagada. Ao encostar os meus pés no chão, ouvi um barulho como o de algo estourando e senti uma água quentinha descendo pelas minhas pernas, chegando rapidamente aos meus pés. Gritei tão feliz, mas tão feliz: "A bolsa estourou, amor, a bolsa estourou, chegou a hora!". Nunca havia sentido aquilo, era o grande momento começando que levaria ao nascimento da minha pequena fada bebê, como eu a chamava, já que passamos os dez meses de gestação sem decidir seu nome. Era uma sensação de euforia misturada com ansiedade, alegria, gratidão, medo e curiosidade, tudo junto. Meu marido acendeu a luz e pulou da cama para vibrar junto comigo, mas, ao olhar para o chão, percebi que havia alguma coisa errada. Era água, bastante água, o líquido amniótico estava ali de fato. *Mas por que raios tinha tanto sangue junto? Por que as minhas pernas estavam ensanguentadas? Meu Deus, o que está acontecendo?*

Ligamos para a doula para avisar que eu estava entrando em trabalho de parto e para entender se aquele sangue todo era normal. Minha ideia era passar boa parte do trabalho de parto em casa e ir para o hospital quando já estivesse em estágio evoluído. A doula não atendeu e, prontamente, ligamos para o dr. Bruno Zaher, meu obstetra, que conheci em um exame emergencial, sincronamente, quando tive um sangramento. Ele era o único médico com horário disponível na clínica de medicina fetal e teve uma abordagem extremamente humana e acolhedora comigo, o que me marcou bastante. Ao encerrar o exame, ele me deu um cartão com seus contatos e disse: "Se houver qualquer intercorrência, pode me ligar. Meu telefone dorme embaixo do travesseiro". Guardei o cartão dele e, quando tive as crises de bronquite e urticária, tudo junto, foi a ele que recorri, pois não tinha o contato do meu então obstetra e era fim de semana. Dessa maneira, fui sentindo uma confiança imensa no profissional que ele era e na forma como me ajudou e, mais uma vez, sincronicamente apareceu na minha vida. Com trinta semanas de gestação, tomei a decisão de mudar de médico, apesar de ter muito carinho e respeito pelo meu antigo obstetra, um grande profissional, responsável por me colocar no mundo, inclusive. Não foi uma decisão fácil, mas sentia no meu coração que havia chegado a hora de fazer uma escolha, até pensando no perfil de práticas obstétricas que cada um possuía. Dr. Bruno seguia a linha humanizada que eu buscava e, realmente, dormia com o telefone embaixo do travesseiro! Às 3h55, meu marido, o Crica, ligou para o dr. Bruno, que atendeu a ligação depois de apenas um toque. Ao saber do sangue junto com o líquido amniótico, ele pediu uma foto e, assim que viu, nos orientou a ir imediatamente para o hospital. O Crica disse a ele que eu tomaria um banho e me trocaria antes, mas a resposta foi: "Vocês precisam sair agora mesmo".

Os gritos de alegria se transformaram em um silêncio ensurdecedor. Era como se tudo tivesse ficado em câmera lenta, as palavras ecoando na minha mente, o Crica desesperado chamando um táxi. Eu não sabia qual roupa vestir, e o Crica me jogou uma calça velha de moletom e uma camiseta dele. Enfiei a roupa de qualquer jeito, calcei um par de chinelos, peguei uma toalha para me enrolar. Parecia uma eternidade até o táxi chegar, quase batemos na porta de um vizinho para pedir socorro. O carro chegou, fui andando e, a cada passo, me perguntando o que estava acontecendo. Não parecia estar tudo bem ter que correr para o hospital. Sentei-me no carro e, quando parei para observar e sentir os movimentos da bebê, respirei fundo, esperei. Nada. Não sentia nenhum movimento. Desespero. Era a única coisa que eu sentia.

O que eu posso fazer aqui e agora? Como posso me ajudar? Respira, respira fundo, conversa com a bebê. "Filha, mamãe tá pronta, tô aqui por você, nós vamos nos ver muito em breve, vai ser lindo nosso encontro, cada vez que eu respirar fundo, eu estou mandando vida para você, tá bom?" Era tudo o que podia pensar, que ia ficar tudo bem, mas o medo me engolia, e comecei a sentir muito frio e a tremer. *Reiki. É isso.* Fiz as minhas ativações e fui mandando *reiki* para a barriga e para a bebê em todo o trajeto. Orei, pedi a Deus e aos meus guardiões, à espiritualidade, que nos protegessem e amparassem. Ia ficar tudo bem.

"Aqui e agora está tudo bem e assim permanecerá." Esse é um dos meus mantras de vida e repeti incansavelmente até chegarmos ao hospital. Quando o motorista estacionou na emergência, havia uma cadeira de rodas me esperando. Crica foi dar entrada nas papeladas, não me lembro muito bem, mas passei por um caminho longo e escuro até chegar na sala que antecedia o centro cirúrgico. Lá estava o dr. Bruno, com um semblante pacífico, como sempre, e, só de olhar para ele, já me senti mais segura. Ele me examinou, não havia dilatação. Cardiotocografia para verificar os batimentos da bebê. Não era, de fato, o cenário mais favorável. Os batimentos estavam fracos. Nesse momento, olhei para os olhos castanhos e sinceros do dr. Bruno, aqueles mesmos olhos que me acolheram quando eu cheguei assustada pela primeira vez para investigar um sangramento. Só que eu estava mais apavorada do que nunca e entendi que precisaríamos ir para uma cesárea de emergência e, em linhas gerais, entendi que estava passando por um descolamento de placenta e que minha filha, diante do meu cenário e nossas condições, precisava nascer em menos de sessenta minutos do momento da ruptura da bolsa. Agora, sim, eu havia entendido o caráter da urgência. Pela foto, meu médico imaginou e pelo exame clínico ele confirmou.

A partir daí as etapas são confusas em minha memória: tira a roupa, limpa o corpo, prepara a barriga, tira anéis, brincos, piercings, roupão descartável, cadeira de rodas. Chegou o anestesista. Medo da anestesia. *Minha filha não está se mexendo. Doutor, por favor, não amarre os meus braços. Me diz que vai ficar tudo bem.* Visão turva. Uma pediatra plantonista chegou. Fez perguntas, não me lembro de nada. Comecei a tremer descontroladamente. Frio, muito frio. *Respira, respira.* Pedi ajuda para Deus, para o meu pai, para os meus ancestrais. Não queria pensar porque os meus pensamentos me levavam para lugares horríveis. *Aqui e agora, tá tudo bem e assim permanecerá.* Começou a cirurgia, *que sensação estranha, meu corpo balançando, medo, frio.* Dr. Bruno me olhava de tempos em tempos, pedia instrumentos para a equipe, suava. *Nunca vi ele suando. Será que tá tudo bem mesmo?* O anestesista ficou o tempo todo segurando a minha cabeça, fazendo carinho no meu cabelo e me olhando fundo nos olhos. Seus olhos eram azuis, meio esverdeados, parecia um anjo ali comigo. Gesticulei apenas com os lábios e com a pouca força que tinha: *estou com medo.* Minha voz nem saiu. Ele fez uma expressão como quem diz que ia ficar tudo bem, que estava ali comigo. E a cirurgia seguia, parecia uma eternidade. *Quero ouvir um choro, pelo amor de Deus, quero ver a minha filha.* Desespero. *Respira. Respira. Reiki.* Oração. E em um movimento mais intenso, em meio a uma pressão, vejo um bebezinho nas mãos do obstetra. Enfim, depois de alguns segundos, era tudo de que eu precisava: ouvir um choro. *Um choro! Graças a Deus!* E chorei junto, me lembro exatamente de cada detalhe desse primeiro encontro, da primeira vez que nos olhamos. Eu e minha filha. Seus olhos azuis, seu cabelinho ruivo, um choro caprichado com uma careta que me lembrava a minha avó materna. *Posso pegar no colo?* A *golden hour* tão sonhada, ter a minha bebê no primeiro contato pele a pele. Não foi possível. Diante do nosso quadro, ela precisou ser levada para uma série de exames e checagens. Eu gritei, nem sei com qual força: "Amor, não sai do lado dela em nenhum momento, fica com ela", e Crica foi junto, embora, com a nossa filha.

Quando, enfim, eu achava que a tempestade havia passado, veio mais uma leva de trovoadas. Uma máquina começou a apitar, parecia algo relacionado aos monitores cardíacos. Dr. Bruno deu um comando para a equipe fazer algo que não entendi. A máquina seguia apitando alto. O anestesista permanecia ali comigo, era tudo o que conseguia ver: seu rosto e um pouco da movimentação do outro lado dos tecidos que estavam posicionados, como se dividissem o meu corpo. *Meu médico está suando, o que está se passando?* E os movimentos na minha barriga seguiam, mas já tinha saído a bebê. Me lembro muito pouco do que aconteceu depois, mas dr. Bruno me disse que estava cuidando de algo que havia surgido depois que a bebê e a placenta já haviam saído. Ele me olhava com confiança e tranquilidade, apesar de perceber por outros sinais que alguma coisa se passava ali e não estava sendo um parto tão simples.

Devo ter dormido, pois acordei em uma sala de recuperação. Parecia estar sozinha, alguém veio e falou comigo, mas não faço ideia de quem nem do quê. Lembro de fragmentos mesmo. *Cadê a minha filha? Quero a minha filha.* Não recordo a resposta. *Onde está a minha filha?*

O que eu estava fazendo ali? Cochilei. Acordei um tempo depois com os ruídos altos, exatamente os mesmos que ouvi no centro cirúrgico. Era como um alarme tocando e, rapidamente, entram profissionais na sala, colocam algum medicamento no soro. Medo, medo, frio, tudo de novo. *Meu Deus, me diz que vai ficar tudo bem, me ampara, eu quero viver, até ficar muito velhinha e prometo fazer a minha parte, ser saudável, ser uma boa pessoa, ajudar as pessoas. Meu Deus, me permite ver a minha filha, vê-la crescer, por favor. Por favor. Por favor.*

Não faço ideia de quanto tempo passou, se foram horas, se foram dias: minha filha ainda não estava em meus braços. Minha maca estava em movimento. Finalmente estava sendo transferida ao meu quarto. *Será que a minha filha já estava lá, será que estava tudo bem?* Voltei, mas ela ainda não tinha voltado. Chorei de novo. *O que está acontecendo?* Eu estava grogue e queria ficar lúcida para pelo menos compreender o que se passava. Devo ter dormido e, como se fosse um sonho, ela chegou. Minha bebezinha, tão pequena, tão frágil e, ao mesmo tempo, tão forte. Ela, enfim, veio para os meus braços. Vestida em uma roupinha tão minúscula, seus cabelinhos meio ruivos e seu rostinho redondo. Ela tinha um cheirinho tão gostoso, cheirinho de neném que eu ainda não conhecia desse jeito. Foi o melhor abraço de toda a minha vida. Foi um encontro que renovou todas as camadas da minha alma, pelo qual eu senti uma gratidão infinita. *Obrigada, meu Deus, o Senhor é bom o tempo todo. Obrigada por cada anjo em meu caminho. Estamos aqui e agora, juntas. Tudo está bem e assim permanecerá!*

Sobrevivemos a um descolamento de placenta e eu a dois picos de pré-eclâmpsia, um durante o parto e outro após. Minha pressão chegou a números que jamais imaginei, sendo que nunca tive pressão alta; pelo contrário, minha pressão é baixa. Sou grata a cada ser humano e profissional que nos salvou e nos ajudou. Eu tive a benção de passar apenas algumas horas longe da minha filha. Outras mães e outras famílias têm histórias muito diferentes e não posso imaginar o tamanho desse desafio. Só agradeço a chance de estar aqui ainda, com uma filha forte e saudável. Mas levou um bom tempo para que esses ponteiros se regulassem. Passei por etapas que você está vendo aqui no livro, e, mesmo que não tenha sido um luto, os grandes sustos da vida exigem muita regeneração emocional e nem sempre sabemos como fazer isso. Por isso, respeite o seu tempo de sentir, de entender o sentir, de deixar fluir e de regenerar.

Enquanto ainda estava me entendendo com o sentir e com aquela nova vida, sendo mãe, fiz todo o tipo de questionamento e barganha que você possa imaginar: "Se eu tivesse falado sobre os meus medos durante a gestação, isso não teria acontecido"; "se eu tivesse mantido um peso saudável, não teria nos colocado em risco"; "se eu tivesse me preparado melhor para o pior também, teria sabido lidar com essa situação".

Por vezes, a barganha vai envolver pessoas à sua volta, como se algo pudesse ter sido diferente se eles tivessem tido outras atitudes ou agido de outras maneiras. Se não somos capazes de criar essa consciência, sobre essa etapa do processo, vamos transformando barganha em cobrança e julgamento direcionados ao outro, como se ele fosse o grande responsável por algo que nem estava sob seu controle. Quando uma dor é muito grande dentro de nós, na tentativa de aliviar, a despejamos nas pessoas mais próximas. Aqui em casa mesmo, quando sinto frustração ao extremo, minha primeira reação é tentar culpar alguém – já percebi e já sou capaz de reconhecer isso. A jornada de mudança leva tempo, mas não é preciso colocar uma data no calendário para mudar um comportamento ou uma data limite para agir de tal maneira, porque a mudança é gradual e depende dos seus recursos e estado interno.

Você não precisa condenar a barganha, nem se condenar por sentir essa etapa; enxergue-a como uma fase e faça o gerenciamento das suas reflexões com a cautela de trazer a mente de volta para o presente. Caso contrário, vamos reafirmando mais ainda o passado como predominante, como se aquela condição e os sentimentos que ela gera fossem eternos e imutáveis. Paciência e acolhimento são bons aliados para que você vá voltando a um mínimo conforto emocional.

DEPRESSÃO

A fase de depressão é caracterizada por uma profunda tristeza e desesperança. Ainda que para cada indivíduo as sensações decorrentes do quadro depressivo sejam bem particulares, podemos considerar desânimo, apatia, falta de interesse e abatimento como indícios desse processo. Um

> O tempo, como um tecelão silencioso, entrelaça as nossas feridas com fios de esperança, costurando a dor à promessa de cura. E, justamente nessas trilhas do tempo, nossas lágrimas regam as sementes da superação e do crescimento emocional.

bom ponto de observação sobre a depressão é que lugares, assuntos e atividades que geralmente traziam bem-estar, interesse e benefícios já não são mais atrativos ou convidativos; às vezes sentimos até indiferença por eles.

Esse movimento pode ser silencioso e ir se agravando dessa mesma maneira, sem causar muitos estragos, porém ganhando corpo e forma dentro de nós. Importante salientar que tristeza, apatia e desânimo não são sentimentos e emoções que determinam ou diagnosticam um quadro depressivo, pois vamos sentir e vivenciar isso naturalmente ao longo da vida. O que nos dá a pista de que a depressão está se instalando ou realmente acontecendo é o fato de essas emoções e sensações perdurarem mais do que três ou quatro semanas, estendendo-se além desse período e comprometendo a qualidade de vida, sono, apetite, humor e relações interpessoais e profissionais. Costumo ser bastante repetitiva sobre isso, pois a falta de informação pode piorar as coisas aqui, já que temos a tendência a nos acostumar com os desconfortos ou normalizar situações ao nos adaptarmos a elas. O famoso "e tá tudo bem em não estar bem" também pode ser um jargão perigoso, já que, nas entrelinhas, pode ser interpretado como positividade tóxica ou conformismo limitante.

ROTA DE CURA

Não há nada de anormal ou problemático em não estar bem, já que vamos passar por altos e baixos inúmeras vezes na vida, apesar de ser aquilo que menos desejamos. A questão é aceitar não estar bem e não fazer nada a respeito disso, tampouco para reverter o quadro. Um adendo aqui: pode ser que, nesses casos, você não tenha nem forças para fazer algo sobre o que esteja de fato em modo sobrevivência – entra aí a importância de saber pedir ajuda e saber receber ajuda.

Um dos questionamentos que mais costumava receber quando o assunto em pauta era terapia, atendimento psicológico, era sobre o valor desse investimento e a falta de condições atuais para arcar com as sessões ou a continuidade dessas sessões de forma recorrente. O acesso a um tratamento psicológico melhorou bastante, salientando aqui que existem diferentes circunstâncias e realidades, mas, como uma profissional nativa da internet, que fez a sua vida e a sua carreira no meio digital, posso falar a respeito dos avanços nesse meu nicho. Por questões de temporalidade e até de credibilidade, não vou indicar iniciativas diretamente, mas quero deixar você saber que elas existem, caso você ou alguém à sua volta precise desse apoio ou atendimento.

- **Aplicativos de apoio psicológico:** oferecem atendimento profissional e consultas on-line a baixo custo ou gratuitas. Algumas vezes, as primeiras consultas têm um valor de investimento mais baixo, sendo reajustadas depois. Em outros casos, o atendimento é 100% gratuito. Vale pesquisar quais deles estão disponíveis atualmente.

- **Núcleos ou serviços de psicologia aplicada:** algumas universidades contam com núcleos de psicologia aplicada em que são oferecidos atendimentos gratuitos à comunidade e por meio da internet com consultas on-line.

- **Plataformas de saúde mental:** oferecem acesso a profissionais de saúde mental, incluindo psicólogos, por meio de consultas on-line. Algumas dessas plataformas costumam ter também uma seção chamada "Atendimento Social", que oferece atendimento com valores reduzidos ou gratuitos para quem precisa.

- **Grupos de apoio e acolhimento:** nas redes sociais é possível encontrar grupos que reúnem voluntários que se disponibilizam como uma escuta sensível e apoio emocional a quem precisa. Não são necessariamente profissionais da saúde, mas oferecem apoio emocional gratuito para pessoas em situações de crise, desafios emocionais ou risco de suicídio. Além dos grupos nas redes sociais, que funcionam como uma rede de apoio, existem iniciativas que atendem por meio de ligações e chat.

Quando eu cito a importância de pedir ajuda, a meu ver, existe uma equivalência com a importância de saber receber ajuda. Mesmo que você não perceba, em contextos em que não estamos bem, podemos inconscientemente levantar a guarda e ativar a defensiva. E, nesse momento, alguém que nos aborda tentando ajudar acaba incomodando. Nos fechamos e evitamos expor o que se passa internamente. Mais profundamente, pode até acontecer de querermos negar, como vimos anteriormente.

Saiba que quem vai ajudar você vai ajudar da forma como pode, da maneira como sabe e diante da disponibilidade que possui. Além de recebermos ajuda, desejamos moldar essa ajuda para a maneira como faríamos ou acreditamos que seja melhor ou certa. Isso complica bastante o nosso cenário, pois estamos literalmente fechando as portas para que essa ajuda chegue até a nossa vida com eficiência e fluidez.

> Você quer mudar?
> Quer se sentir melhor?
>
> Resistir jamais será um caminho sensato.
>
> Fortes são aqueles capazes de reconhecer quando precisam de ajuda.
>
> Sábios são aqueles capazes de aceitar essa ajuda.

Era começo de 2018 e Liliu – jeitinho que chamamos a primogênita por aqui – estava aos prantos. Quando ela estava com um ou dois meses de vida, nós, enquanto pais, estávamos de cabelo em pé, nos entendendo com a parentalidade, com a nova demanda, falta de sono – eu com a amamentação e com um puerpério bem delicado. O puerpério é o período do pós-parto em que uma mãe pode se sentir emocionalmente frágil, principalmente por causa das ondas hormonais – é uma reação química complexa, um turbilhão de dentro para fora. Algumas mães não sentem seu puerpério com pesar ou tristeza, outras se veem em um lugar que beira a depressão ou, de fato, passam pelo *baby blues*, que é a depressão pós-parto e que demanda, idealmente, ajuda psicológica. Aqui foi intenso, com choros diários, medo do fim do dia, ansiedade quando chegava a noite, tensão pelo cansaço latente e a falta de previsibilidade sobre o que aconteceria. É a parte da maternidade que, na maioria das vezes, fica só da porta para dentro e da qual pouco se fala.

Estava eu, provavelmente de sutiã de amamentação, calçolas, cabelo amarrado e olheiras em mais um dia do puerpério, quando precisei ir ao banheiro, ou seja, fazer algo por mim. Nesse período, dentro do pouco que conseguia fazer por mim mesma, qualquer ida ao banheiro era um mix de alívio e preocupação. E vou explicar por quê.

Em muitos momentos, ia ao banheiro e colocava a minha filha no bebê conforto, aquela primeira cadeirinha de carro. Levava-a junto comigo ao banheiro para conseguir fazer o número dois com dignidade e tranquilidade ou tomar banho com um pouco menos de desespero e pressa. O que acontecia com frequência: lavar o cabelo e não lembrar se passou xampu uma ou duas vezes, errar a ordem e começar pelo condicionador. Que fase! Naquele momento, Anne Liv precisava ser trocada e provavelmente eu precisava ir ao banheiro. Pedi ajuda para o meu marido, para que ele trocasse a fralda. Recordo que era bem recente tudo isso, pois foi uma das primeiras vezes que ele a trocaria. Feito, ele veio prontamente. O que eu fiz? Em vez de ir fazer as minhas necessidades, fiquei ali, de escanteio, analisando a forma como a fralda seria trocada. Mais precisamente, a forma bem diferente da minha como o meu marido o faria. Bastaram alguns movimentos para eu me manifestar: "Você pode puxar assim, olha. Passar a fralda na pele para já limpar um pouco. Aí o lenço dá para dobrar e usar de novo. Não, assim não". Eis que, não de repente, recebi uma pergunta que ficou ecoando na minha cabeça, como um *replay* em câmera lenta, que repete e repete. E não era um gol sendo reprisado; era uma falta, ou quem sabe um gol contra: "Você quer ou não quer a minha ajuda?", questionou Crica. "Claro que eu quero", respondi prontamente. "Não parece. Deixe-me ajudar do meu jeito", encerrou ele. Segui sem palavras.

Tem vezes na vida que ouvir uma verdade já não gera defensiva, nem irritação, gera um silêncio imenso. E que bom. São silêncios como esse que demonstram que aquilo precisava ser ouvido e, mais ainda, precisava ecoar e reverberar para que fosse compreendido. Compreender vai muito além de escutar. Compreender envolve ouvir. E ouvir, por sua vez, tem bem mais profundidade.

Foi exatamente nessa ocasião que mudei todos os meus discursos sobre rede de apoio, ajuda e suporte. Foi nesse dia que percebi que, provavelmente, saber receber ajuda é algo a ser desenvolvido mesmo, não vem de fábrica. É uma competência a ser adquirida. Pelo menos para mim, até hoje, está em fase de implementação. Receber ajuda envolve uma dose estratégica de empatia pela forma como o outro proverá, seu jeito de ajudar, o quanto de ajuda será dada e de que maneira. Não é do nosso jeito, e insistir nisso pode ser bem frustrante. Minhas seguidoras e alunas sabem o quanto me inspiro em Brené Brown, que é uma das minhas maiores referências sobre empatia, vulnerabilidade e coragem. Se tiver oportunidade de ler algum de seus livros, assistir aos seus programas e palestras, tenho certeza de que as suas provocações humanas e bem-humoradas servirão de contribuição para que você amadureça sobre questões das quais costumava fugir, especialmente sobre ser e se colocar vulnerável.

Isso se aplica à depressão e a todos os desafios perante saúde emocional e mental. Entenda que pedir ajuda é um ato de coragem e força. Saber pedir e receber ajuda é se dar uma chance de mudar o que não está como deveria ou como você gostaria, é um ato de amor-próprio, é não desistir da pessoa mais importante da sua vida: você!

ACEITAÇÃO

Conforme ainda há a sensação de perda, de ruptura, e o processo de luto continua, vem chegando o momento da virada em que ocorre, ainda que sutilmente, o fagulhar da aceitação. Aceitar a realidade da perda, do término, de um fim, seja ele profissional ou afetivo, é necessário. E não significa que a pessoa "superou" a dor. Ela apenas aprendeu a conviver com a perda e a se adaptar à nova realidade.

ROTA DE CURA

Vamos mergulhar em um dos pilares mais poderosos da jornada de autodescoberta e regeneração emocional: a aceitação. Imagine, por um momento, um lugar dentro de você em que o passado encontra o presente, em que as lágrimas se encontram com os sorrisos, em que a dor se encontra com a cura. Esse lugar é a aceitação, uma luz suave que ilumina cada canto da sua experiência humana.

A aceitação é a arte de abraçar a vida com amor incondicional, de acolher cada fragmento do seu ser, independentemente das sombras ou das cores que ele carrega. É um ato de compaixão, de permitir que todas as emoções fluam, como rios que encontram o oceano da sua essência.

Nos momentos de luto, perda, términos ou transições, é na aceitação que encontramos o abrigo emocional necessário para navegar pelas águas da mudança, em que a turbulência vai se acalmando. Não é negar a dor ou a tristeza, mas, sim, abraçá-las como partes legítimas do mosaico complexo que é você.

Das cinco etapas que vimos até agora – a negação, a raiva, a barganha, a depressão e a aceitação –, esta última etapa é a chave que desbloqueia a porta para a cura e para a renovação. É o momento em que você não apenas olha para trás com saudade, ainda que existam resquícios de dor, mas também é capaz de olhar para a frente com esperança. Não é um ato de esquecer, ou renegar, mas, sim, de lembrar com amor e aceitar a mudança inevitável.

Ao olhar para a sua jornada, vale lembrar que cada passo em direção à aceitação é um presente que você se dá. Como uma flor que desabrocha após a tempestade, a aceitação é o seu caminho para uma nova versão de si mesmo, que não está distante, muito menos é impossível de ser alcançada. Uma versão de si que se fez pronta, que respeitou o próprio tempo e se recompôs. Uma versão que não é definida pelas circunstâncias externas, mas, sim, pela força interior que se desenvolve ao abraçar cada aspecto do seu ser, da sua complexidade e profundidade, com luz e sombra.

Neste momento, convido você a se permitir respirar fundo e abraçar o momento presente. Sinta o alívio que a aceitação traz, a sensação de que a calmaria sempre vem, independentemente do que tenha acontecido ou do que está por vir. Confie na sua capacidade de transcender desafios, abraçando o que é, celebrando o que foi e acolhendo tudo isso, juntamente com o acolhimento do que será.

Se você fizer uma retrospectiva agora, já que fomos nos aprofundando em cada etapa do processo regenerativo do nosso eu, procure identificar o quanto a aceitação é parte de cada uma dessas fases, ainda que a sua manifestação se dê ao fim dos cinco estágios. Para que a negação passe, é preciso aceitar que ela é uma realidade temporária. A raiva não se diluirá se contra ela insistirmos em lutar. Aceitar que ela virá, será incômoda e também vai passar é libertador. A barganha pode gerar reflexões importantes quando aceitamos que olhar para o passado precisa de cuidado, caso contrário nos aprisionaria e não geraria o movimento necessário para o recomeço. Depressão pede acolhimento, pede atenção e cuidado, pede a aceitação da condição para então enxergarmos que algo precisa ser feito, abrindo espaço para ajuda.

Para que haja aceitação, ela precisa estar inserida e bem abastecida dentro de você. É olhando e validando a sua versão atual que a aceitação genuína é gerada e, agora, você é capaz de compreender quão importante ela é para todo e qualquer recomeço. Sentir qualquer vislumbre de aceitação é um forte indicativo de que você está se regenerando em etapas avançadas. É a confirmação de que o recomeço chegou e você merece cada nova chance que virá a partir daí, fora todas as chances que você está criando ao se colocar protagonista de sua jornada.

> Vulnerabilidade é o auge da força e da coragem de ser quem você é. É exercer a liberdade de recusar caber nas caixas que as pessoas gostariam que você ocupasse.

capítulo 10

MAPA DE SUSTENTAÇÃO: ALICERCES DO *SELF*

Era um domingo ensolarado de agosto, quando estava saindo de um treinamento de Programação Neurolinguística em que fui resgatar uma pessoa querida. Nesse treinamento inicial, que dura um fim de semana, aqueles que já participaram do curso podem retornar e ajudam a receber aqueles que estão participando pela primeira vez. Chamamos isso de resgatar, pois ajudamos a acolher os atuais participantes após viverem a dinâmica do *rebirth*, um renascimento conduzido por meio de respiração cíclica, uma experiência muito profunda e especial.

Conversando com essa amiga, que estava dando uma carona para mim e para os meus dois filhos, falamos sobre um novo prédio que seria construído em Santos, cidade em que vivo, e teria mais de quarenta andares, algo que ainda não existia por aqui. Claro que, como toda novidade, acabou dividindo opiniões. Havia quem estivesse apoiando essa novidade, assim como aqueles inconformados e contrariados. Mas nosso assunto nem era sobre ser contra ou a favor, mas, sim, sobre a inovação em si.

Na minha cabeça passam questionamentos até sobre as coisas mais simples. Esses dias me perguntei qual povo foi responsável por descobrir que milho virava pipoca e como, no futuro, poderemos transcrever pensamentos por meio da inteligência artificial. Enfim, tenho uma mente frutífera e curiosa, o que me levou a indagar quais seriam os avanços tecnológicos necessários para criar uma fundação segura e estável para esse arranha-céu santista, já que o terreno por aqui é predominantemente arenoso, por ser uma cidade litorânea. Além disso, temos a fama de possuir uma orla da praia belíssima, com o maior jardim praiano urbano do mundo e os famosos prédios inclinados e tortos por conta de um fenômeno geológico chamado subsidência, o que compõe o cartão-postal da cidade.

Debatemos qual seria a diferença entre as construções de Balneário Camboriú, litoral catarinense, onde há prédios com mais de oitenta andares também em um território litorâneo. Seriam novas técnicas de fundação e compensação, seriam novos materiais que compõem um preparo para a fundação, avanços da engenharia e da tecnologia, lado a lado? Provavelmente a união de muitos fatores, aliados a expertise. A verdade é que existiu um primeiro modelo que foi analisado, aprimorado e gerou oportunidade de ser replicado. Sempre existe o ponto de partida, mas não daria para observar um arranha-céu de Dubai, nos Emirados Árabes, copiar esse modelo de construção e replicar em qualquer lugar, sem que houvesse uma análise do solo, do território e de outras condições que resultam em diversas variáveis.

O mesmo acontece com você e com a sua vida. Entenda que você chegou até aqui em plena construção do seu ser: sua essência, seus valores, sua história de vida, seu sentir e todos os significados que você atribui a si, bem como ao seu entorno e suas experiências. Você também é um edifício que passou por vendavais, tempestades, dias ensolarados e noites de luar, passou por mudanças e ainda passará. Como anda a sua fundação e o solo em que seus alicerces se encontram?

Existe um prédio aqui em Santos que precisou de intervenção, pois, de tão torto que havia ficado, estava em situação de risco. Eu nunca havia visto algo assim, mas basicamente ele recebeu apoio de estruturas imensas que foram acopladas à sua base para que, gradualmente, fosse endireitado. A estrela dessa história, que ganhou notoriedade nacional e internacional, é o Edifício Santos Dumont, construído em 1960. Ao longo das décadas, começou a apresentar uma inclinação perceptível devido ao deslocamento do solo e, em 2014, o edifício estava inclinado em cerca de 2,5 graus,[17] o que causou preocupações quanto à segurança dos moradores e à preservação do prédio. Foi então que um projeto de recuperação e endireitamento foi desenhado.

Esse processo envolveu a instalação de macacos hidráulicos em uma das extremidades do prédio e a aplicação de pressão controlada para elevar essa parte do edifício. Foi realizado gradualmente, monitorando constantemente a inclinação e a reação do prédio. Eu me lembro de passar na avenida da praia, onde ele está situado, e observar aquela intervenção disruptiva, pelo menos para mim, e tentar entender se o prédio realmente estava ficando mais reto.

O projeto foi complexo e demandou tecnologia avançada, engenheiros especializados e meses de trabalho. Em 2015, o Edifício Santos Dumont foi completamente endireitado, retornando à posição vertical. A operação foi considerada um sucesso, pois conseguiu corrigir a inclinação e garantir a segurança do edifício.

Essa história, na minha opinião, demonstra a capacidade da engenharia moderna em lidar com desafios únicos e

---

[17] Para você ter uma ideia do que isso representa, a Torre de Pisa, famosa torre inclinada na Itália, tem aproximadamente 4 graus de inclinação.

complexos. O edifício agora permanece como um marco e um exemplo de como a inovação pode preservar estruturas históricas e icônicas. Sempre que passo na frente do prédio, recordo os macacos hidráulicos gigantes e minha reação surpresa diante de um resultado que nem sabia que era possível.

O que quero dizer aqui é que sempre haverá uma solução. Com conhecimento, esforços bem direcionados, ação, apoio e, naturalmente, uma boa dose de fé, é possível endireitar as nossas estruturas mais comprometidas, ainda que a solução seja viver cada etapa de uma profunda regeneração em busca de um recomeço. O que não podemos realmente mudar é a morte, ainda que seja possível ressignificá-la. O tempo não volta, os fatos não mudam, mas podemos nos tornar líderes da condução de toda e qualquer interpretação da realidade. Se você se declarar desmoronando, em vez de interpretar tudo como perdido, que tal seria elencar as maneiras mais eficientes de obter ajuda? Se já não existem formas nem de refletir sobre o que fazer, grite por socorro e abra-se ao amparo, seja das pessoas com as quais você pode contar, seja de ajuda profissional.

Nosso ponto aqui é a compreensão de como sustentar as nossas próprias bases, como endireitar a nossa estrutura, como recuperar nossa solidez e, assim, retomar nossa robustez. São um conjunto de fatores que constituem, a meu ver, o caminho da vida bem vivida. Esse percurso que vai da sua versão atual em plena redescoberta de valor e potencial passa pelo autocuidado, hobbies e rotina. Esses são os alicerces do *self*!

Quando mergulhamos na jornada do autodescobrimento, percebemos que há pilares essenciais que sustentam o nosso bem-estar e o nosso crescimento pessoal.

> Se você se sente um prédio quase desabando, está na hora de se lembrar que é possível se reestruturar. Não tente lidar com uma grande obra a sós. Convoque a ajuda de que você precisa como alguém que zela pelo que há de mais valioso: sua vida e sua própria história.

O autocuidado é como um abraço caloroso que damos em nós mesmos. É lembrar que merecemos cuidar do nosso corpo, mente e alma. Não é egoísmo, é uma conexão profunda com nós mesmos. É como regar a flor preciosa que somos, permitindo que cresça forte e radiante. Encontrar tempo para se cuidar é um ato de amor-próprio que não deve ser negligenciado.

Os hobbies são o tempero da nossa vida. São como pequenas ilhas de alegria e realização no meio da nossa rotina. Um hobby é algo que fazemos por puro prazer, sem pressão de performance. Pode ser cozinhar, pintar, dançar, escrever ou qualquer coisa que nos faça sentir vivos. Os hobbies nos lembram de celebrar quem somos além das nossas responsabilidades.

E por falar em responsabilidades, a rotina é como a melodia que guia o nosso dia a dia. Ela nos proporciona estrutura e conforto, permitindo que façamos as coisas com mais eficiência. Mas não confunda rotina com monotonia. Ter uma rotina não significa ser entediante. Pelo contrário, ao criar uma rotina que inclui autocuidado e tempo para hobbies, você está construindo um alicerce para uma vida equilibrada e inspirada.

Agora chegou a sua vez de colocar a mão na massa!

Quais práticas de autocuidado você gostaria de incluir na sua rotina? Pense no que mais faz sentido e o que mais faz diferença na sua vida. Em quais momentos você sente profunda conexão consigo mesmo?

(Alguns exemplos: fazer uma caminhada tranquila ao ar livre, meditar por alguns minutos todas as manhãs, tomar um banho relaxante com óleos essenciais, ler um livro inspirador antes de dormir, praticar alongamentos suaves pela manhã, fazer um spa caseiro com máscaras faciais e cuidados com a pele, preparar uma refeição saudável e nutritiva, escrever um diário para refletir sobre o dia, tirar um tempo para se desconectar das redes sociais, praticar gratidão, listando coisas pelas quais você é grato.)

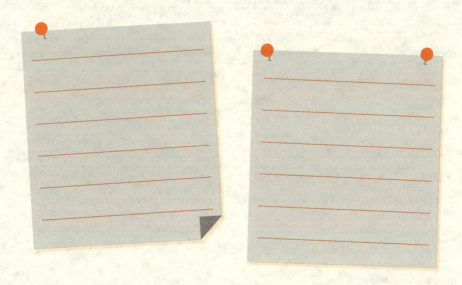

Quais hobbies você gostaria de incluir na sua rotina? Quais atividades preenchem e alegram você? Tem algo da sua infância que poderia ser resgatado?

(Alguns exemplos: pintar ou desenhar, aprender a tocar um instrumento musical, cozinhar novas receitas, dançar em casa como forma de exercício, cultivar um jardim ou plantar em vasos, fazer artesanato, costurar, fazer tricô ou crochê, fotografar paisagens ou detalhes que você acha interessantes, montar quebra-cabeças ou jogar jogos de tabuleiro, escrever histórias ou poemas, fazer trabalhos manuais.)

Quais rituais você gostaria de incluir na sua rotina?

(Alguns exemplos: acordar e dormir em horários regulares, fazer exercícios físicos pela manhã, reservar um tempo para leitura antes de dormir, incluir pausas curtas ao longo do dia para relaxar, planejar as refeições da semana com antecedência, designar um horário para meditar ou praticar ioga, estabelecer um momento para cuidados pessoais pela manhã ou à noite, criar um ritual de gratidão diário, definir horários específicos para o trabalho e para o lazer, fazer uma revisão semanal para avaliar metas e prioridades.)

_____

_____

_____

_____

_____

Agora que você identificou as ações e atividades que constituem os seus alicerces do *self*, é importante se determinar alguns acordos: quando essas atividades serão realizadas, com qual frequência, como, em qual ambiente, se precisam de organização, preparação, recursos ou materiais. Ter uma mínima estruturação do seu autocuidado, hobbies e rotinas favorece que essas atividades se tornem hábitos. Tendo clareza sobre como as incluir na sua agenda, fica mais simples criar uma jornada consistente e, a partir da repetição, sentir os benefícios e a integração de cada ação como parte de quem você é, como quando algo já flui e não precisamos mais ficar nos empurrando para executar ou incentivando para realizar o que foi proposto.

PEQUENOS ACORDOS DIÁRIOS

Como colocar os alicerces do *self* em prática não é uma tarefa fácil, quero compartilhar com você a técnica de fragmentar os objetivos em partes menores – eu simplesmente amo fazer isso. É importante mirar lá na frente e pensar grande. E é igualmente importante estabelecer pequenas metas de jornada, baseadas em seu momento e possibilidade atuais.

Quando idealizamos a nossa melhor versão, podemos tranquilamente fazer isso de modo dedicado, nas minúcias de melhorias na saúde, no corpo e na carreira. Do mesmo modo, é um pequeno pulo criar uma idealização rígida e distante. Eu mesma já desejei ter estilos de vida muito distantes do meu atual, especialmente com a prática de corrida, literalmente dando o passo maior que a perna, com imediatismo, altos níveis de exigência e baixo acolhimento. Isso tudo, igualmente, se aplica ao cenário inverso: quando você não se desafia minimamente, não enxerga possibilidade de melhoria ou aumento de satisfação pessoal. Onde foi que perdemos a mão na maneira como nos relacionamos com nós mesmos? Me parece tão corriqueiro e tão mais fácil se tratar mal do que sustentar uma rotina de autorrespeito e autorresponsabilidade. Percebo também, pela minha própria vida e pela vida de tantas alunas e mulheres que me acompanham, que a melhoria pode, sim, existir, independentemente do seu cenário atual.

Saber onde você está, aqui e agora, é fundamental para qualquer recálculo de rota. Saber o que vem fazendo falta, o que foi negligenciado e esquecido, é essencial. Saber em quais áreas da nossa vida estamos exagerando e desandando também. Para que você possa ter mais clareza sobre isso, convido você a preencher o exercício a seguir sobre o seu estado atual diante das atividades da sua vida e do seu cotidiano. O objetivo aqui é investigar o que tem ficado para trás e causa prejuízos ao seu bem-estar, saúde e satisfação; o que tem ocupado um espaço demasiado ou prejudicial atualmente e precisa ser eliminado ou reduzido.

Considere, ao se questionar com sinceridade, aquilo que impacta a sua saúde e o seu bem-estar mental, emocional, físico e espiritual, evitando, assim, confundir prazeres imediatos, impulsos e desequilíbrios com bem-estar e saúde a médio e longo prazo. Foque em atividades, práticas, rituais de autocuidado, conexão com a sua fé e autodesenvolvimento.

* O que tem me feito bem?
_____
_____
_____

* O que tem feito falta?
_____
_____
_____

* Exageros e excessos atuais:

_____

_____

_____

* Novas possibilidades que gostaria de experienciar:

_____

_____

_____

Se você quer acrescentar uma atividade na sua rotina, experimentar algo novo, retomar algum hobby antigo ou diminuir o consumo de alimentos nocivos e de determinadas bebidas, bem como reduzir o tempo excessivo de uso de telas, nas redes sociais e aplicativos de mensagens, ou qualquer excesso que esteja sendo prejudicial à sua jornada, quero apresentar a você a ideia dos pequenos acordos diários.

No momento em que escrevo este livro, estou de férias com a minha família na Dinamarca, onde temos parentes próximos. Já passamos algumas temporadas aqui e tive alguns desafios em relação à minha consistência e disciplina, pensando em saúde e bem-estar. Ao vir para cá, por algumas vezes, me desconectei de rituais importantes como os meus mantras, meditação e orações, que mantêm a minha capacidade de resiliência, harmonia, paz interior e gestão emocional em dia. Errei a mão na comida e fui flexível demais com alimentos nocivos, que não fazem parte do dia a dia e que foram responsáveis por trazer inflamação e arrependimento, aumentando a sensação de fadiga e preguiça. Deixei de praticar as atividades físicas que me ajudam a ter disposição e bons níveis de hormônios do bem-estar – como serotonina e endorfina –, além de fortalecer o meu sistema muscular, cardiovascular, respiratório e por aí vai. Dessa vez, criei acordos comigo: estou de férias, mas quero manter minimamente os rituais que me ajudam a estar bem. Meu acordo foi praticar uma atividade física mais intensa – como treino de força e corrida – pelo menos três vezes na semana. Meus furos com a alimentação também fazem parte do acordo: durante a semana posso ter uma refeição furo, ou seja, fora da rotina saudável e, no fim de semana, duas refeições dessa.

Talvez possa parecer rigidez para você, eu mesma já questionei muito a afirmação amplamente usada de que "disciplina é liberdade", porém revi atentamente os meus conceitos sobre isso! Então hoje eu sei que manter minimamente uma rotina de saúde e bem-estar preserva a minha performance, a minha satisfação pessoal e a minha admiração por mim mesma. Ajuda em praticamente tudo: ser uma pessoa em harmonia, ser uma mãe, esposa e profissional melhor. Custava caro demais deixar para trás, ainda que por um mês, a rotina que tanto me ajuda. Retomar o ritmo, a performance, a alimentação e até o peso era um martírio. Por que não encontrar o caminho do meio, em que existe disciplina e, ao mesmo tempo, flexibilidade por meio de pequenos acordos diários? É sobre isso que gostaria de pedir que você reflita ao completar essa atividade de auto-observação. Quero que pense sobre como achar o seu caminho do meio, como balancear a dose de lá e de cá, quando pensamos em bem-estar e eventuais excessos. Comprometa-se com novos acordos, permita-se testá-los durante um tempo, lembrando que adaptação precisa de tempo, paciência, repetição, validação e, talvez, ajustes. Permita-se! Vamos lá?

MEUS ACORDOS DIÁRIOS

* Como posso manter na rotina o que me faz bem?
_____
_____
_____

* Como posso incluir o que me faz falta?
_____
_____
_____

* De que maneira posso reduzir excessos e exageros?
_____
_____
_____

* Quando vou tirar o plano do papel?

_____

_____

_____

Agora, utilize a tabela seguinte para incluir em sua rotina *hobbies*, *práticas de autocuidado* e *rituais*. Inclua a sua disponibilidade, por exemplo: quantas vezes no dia, na semana ou no mês você vai se dedicar às atividades. Quais seriam os dias e horários ideais para que isso aconteça e o que você pode preparar para facilitar a sua rotina. Quando tenho treino pela manhã ou corrida no dia seguinte, já deixo a minha roupa e os acessórios preparados, meu *smartwatch* carregado, fones e até mesmo a suplementação organizada. Lembra-se de que falamos sobre como o nosso cérebro tende a economizar energia? Deixar tudo em ordem facilita o processo de disciplina, consistência e evita a procrastinação e a desistência. Vale o mesmo se você está estudando – tenha os recursos necessários já preparados e organizados, até mesmo para evitar a fadiga da decisão, favorecendo o seu estado de foco e concentração no que realmente importa naquele momento e otimizando seu tempo.

O QUE QUERO INCLUIR NA MINHA ROTINA	QUAL É A MINHA DISPONIBILIDADE PARA ISSO	QUANDO ACONTECERÁ	O QUE PRECISO PREPARAR NA ROTINA
Ir à academia	6x na semana, 1h por dia	De segunda a sábado, das 7h às 8h	Separar roupas e acessórios, carregar *smartwatch* e fones e organizar a suplementação

> Eu acredito na melhoria constante quando, diariamente, fazemos pequenos esforços que, somados, se tornam grandes alicerces do *self*, ou seja, da nossa essência.

Você tem total liberdade de mudar de ideia, de "apertar" ou "afrouxar" os acordos. Recomendo fortemente que você se desafie, dentro de suas possibilidades, e, da mesma maneira, se acolha, sem se acomodar. É sobre equalizar os seus esforços e ir sentindo se está dosando da maneira adequada, e não há quem possa mensurar isso por você. Dessa maneira, você acaba criando uma atualização de expectativas para a sua vida, com mais clareza do que pode melhorar, do que precisa reduzir, cuidar ou zelar. Traga para perto do seu possível hoje, mirando o seu amanhã e uma atualização de jornada. Eu acredito na melhoria constante quando, diariamente, fazemos pequenos esforços que, somados, se tornam grandes alicerces do *self*, ou seja, da nossa essência.

Um ponto valioso aqui é compartilhar seus objetivos com as pessoas que são importantes para você. Sabemos que nem sempre somos compreendidos ou apoiados, porém o intuito de você comunicar quem convive no seu entorno, quem faz parte dos seus dias, é deixar que eles saibam os seus porquês. A razão e a importância de suas escolhas, rituais e mudanças. A maior e mais importante validação de que você precisa é a sua. Quem estiver ao seu lado e apoiar você, consideramos como lucro; foque nessas pessoas. Diante da falta de compreensão e incentivo, pratique estabelecer limites saudáveis, inclusive porque você precisará confiar em si mesmo. A desmotivação pode influenciar a sua automotivação, então busque se abrir mais com quem realmente vale a pena e vá criando um entorno que ressoe com os seus valores e ideais.

Alicerçar o seu *self* ajudará você a criar uma nova realidade, o que pode ser muito mais interessante do que criar uma nova versão de si, e é sobre isso que falaremos no capítulo seguinte.

capítulo 11

MAPA DE EXPANSÃO: A PLENITUDE DE SER VOCÊ

Sabendo que estava escrevendo este que é o meu segundo livro, meu marido, Christian, o Crica, me sugeriu estudar os materiais do dr. Joe Dispenza, uma grande referência quando o assunto é Neurociência, espiritualidade e transformação pessoal. Ele é amplamente reconhecido por sua abordagem que combina a ciência moderna, especialmente a Neurociência, com conceitos espirituais e filosóficos, com foco na criação de uma nova realidade por meio da reprogramação mental e emocional.

Segundo Dispenza,[18] nossos pensamentos, emoções e crenças não apenas influenciam a nossa percepção da realidade como também moldam as experiências que atraímos. Ele enfatiza que podemos romper com padrões antigos ao direcionar a nossa atenção e energia para um novo estado mental. Quando praticamos a visualização criativa e a meditação, podemos reprogramar o nosso cérebro e, consequentemente, os nossos padrões comportamentais. O autor também acredita que, ao nos comprometermos com essa mudança interna, poderemos abrir portas para oportunidades e transformações profundas.

Assim, Dispenza sugere que criar uma nova realidade envolve estar consciente dos padrões de pensamento que nos limitam para que possamos substituí-los por padrões mais positivos e alinhados com os nossos objetivos. Esse processo exige

---

[18] DISPENZA, J.; BRITO, L. **Como se tornar sobrenatural**: pessoas comuns realizando o extraordinário. Porto Alegre: Citadel, 2020.

consistência e paciência, mas, ao longo do tempo, as nossas ações e escolhas começam a refletir essa nova mentalidade. É exatamente o que quero propor para você aqui, algo que sempre usei em minha vida de modo intuitivo e com o qual me emocionei ao compreender, por meio de uma das maiores referências em mentalidade, que tudo isso tem embasamento até científico.

Cultivar uma mentalidade positiva, gerir emoções e criar uma realidade é algo treinável e possível. Por isso, encorajo você a mergulhar profundamente em seu interior, explorar os seus potenciais e, conscientemente, escolher o caminho que quer seguir.

> **FAÇA UM PEDIDO!**
> Valendo sonhar alto e pensar grande, valendo anotar para olhar para ele até que se realize.

COCRIANDO A SUA REALIDADE POR MEIO DO PODER DO SENTIR

Prepare-se para mergulhar em um território fascinante: o da cocriação da sua própria realidade. Cocriar é a prática da intenção, do intencionar, uma maneira também de se colocar no momento presente, usando a sua energia do sentir a seu favor. Quero propor que exploremos como os nossos pensamentos, emoções e visualizações podem moldar o mundo ao nosso redor, e como o ato de sentir pode criar sinapses cerebrais, conexões neurais, abrindo portas para transformações profundas.

Nossa mente é uma força poderosa, capaz de moldar as nossas percepções e, por consequência, as nossas experiências. A chave para a cocriação está em como nos sentimos em relação

> Prepare-se para viver a vida que você sonhou, prepare-se para seus desejos se realizarem mais rápido do que você poderia imaginar.

ao que desejamos manifestar. Quando você cria a sua realidade, você a vê e a sente no momento presente, como se estivesse vivendo nesse exato momento em vez de projetar a imagem em um futuro distante. Vale lembrar algo muito interessante: o cérebro não distingue entre a realidade e a imaginação vívida. Então é como se você já estivesse vivendo, ou seja, reafirmando para sua consciência que essa realidade é possível.

Mas é importante enfatizar que a cocriação não é apenas desejar algo e esperar que aconteça. Imagino que você concorde que podemos facilitar as nossas realizações; contudo, esperar que as coisas caiam do céu seria um tanto incoerente. O caminho está em alinhar pensamentos, emoções e ações com o que você deseja manifestar. Por esse motivo, fomos destravando a sua mente, emoções e ações ao longo da leitura. Se há medo de sentir ou demasiada resistência, não é possível criar essa conexão profunda com o poder de realização nem da cocriação. É necessário nutrir entrega, confiança, fé e foco. É essencial ser protagonista da própria história para aspirar e almejar o que realmente preenche a sua essência, alinhando-se com o que genuinamente move você, alinhando toda a confiança da sua criança interior à esperança que seu *eu* do futuro deposita amorosamente em sua versão atual. Nem a sua criança nem seu *eu* do amanhã se importam com a tal da melhor versão; ambos só esperam que você, no aqui e agora, siga fazendo seu melhor a cada dia e se reconhecendo por tal.

VISUALIZAÇÃO CRIATIVA

Em vez de apenas pensar em nossos objetivos, precisamos sentir profundamente as emoções que estarão presentes quando esses objetivos forem alcançados. O caminho aqui é se imaginar já vivendo a realidade que você deseja e, mais, sentindo a alegria, a gratidão, o sucesso, a autoconfiança e paz interior. Essa prática se chama *visualização criativa* e é um exercício poderoso para a cocriação da realidade. Quando visualizamos os nossos desejos e os nossos sonhos, simulamos para o cérebro o caminho para esse lugar ainda desconhecido, fazendo com que ele crie as conexões necessárias para chegar lá. Ou seja, você está treinando a sua mente, e o seu sentir faz a sua energia reverberar e atrair. Basicamente você ensina um caminho novo para essa realidade em seu cérebro, como fazemos ao tentar chegar a um novo destino. Ao refazer esse caminho, você já não precisará mais de GPS. A rota já foi toda preparada e o sentir será a bússola capaz de levar você a esse destino, ou melhor, realização.

A visualização criativa é uma prática que atua em diferentes níveis de consciência, envolvendo tanto aspectos conscientes quanto aspectos subconscientes. Ela influencia principalmente os níveis consciente, subconsciente e pré-consciente da consciência. A seguir, listei de qual maneira isso acontece para que você possa se aprofundar nessa prática maravilhosa que me possibilitou realizações incríveis!

- **Nível consciente:** neste nível, você está ciente e ativamente envolvido na prática da visualização. Você está tomando decisões conscientes sobre o que visualizar, como se sentir e como moldar a cena que está criando em sua mente. Ao fazer isso, você está direcionando a sua atenção e intenção para criar a experiência desejada.

- **Nível subconsciente:** enquanto você pratica a visualização de modo consistente, as imagens e emoções que você gera são armazenadas no seu subconsciente, que, dessa forma, vai acreditando em tudo como se já fosse uma realidade presente. Essas representações mentais podem influenciar os seus padrões de pensamento, de crenças e de comportamentos de maneira sutil, mesmo quando você não está conscientemente se concentrando nelas. É como se o efeito da prática reverberasse sincronamente para alinhar pensamentos e comportamentos a essa nova realidade.

- **Nível pré-consciente (entre o nível consciente e o subconsciente, é a parte da mente em que informações estão disponíveis para serem trazidas ao consciente quando necessário):** neste nível, a visualização criativa torna as imagens e emoções que você cria mais acessíveis e prontas para serem trazidas à mente quando você se deparar com situações relacionadas aos seus objetivos. Por isso, é comum começar a ter sonhos, *déjà-vu* e sinais do dia a dia reforçando essa nova realidade que você está manifestando.

Ao praticar a visualização criativa, você treina a sua capacidade de interagir com esses diferentes níveis de consciência. Enquanto ao envolver o consciente na prática da visualização você está definindo a intenção e a direção, ao acessar o subconsciente você está implantando essas imagens e emoções como sementes que podem influenciar os seus padrões mentais e emocionais. Ao trabalhar com o pré-consciente, portanto, você torna essas representações mentais prontamente disponíveis para ajudar em suas ações diárias.

"Entendi, Ju, mas como eu pratico a visualização criativa?" Em primeiro lugar, reserve um tempo tranquilo. Então feche os olhos e mergulhe na cena que deseja criar. Veja, ouça, sinta e, acima de tudo, experimente as emoções associadas a essa conquista. Quanto mais vívida e envolvente for essa visualização, mais profundamente ela impactará o seu cérebro. Gosto de escolher uma trilha sonora que embale os meus sonhos e realizações, faço o passo a passo da visualização criativa ouvindo essa música e crio uma rotina de prática que me leva de volta para esse estado interno, repetidas vezes.

PASSO A PASSO DA VISUALIZAÇÃO CRIATIVA

* Encontre um local tranquilo em que possa se concentrar sem interrupções.
* Feche os olhos e respire profundamente algumas vezes para se acalmar.
* Comece a visualizar o objetivo alcançado, como se estivesse assistindo a um filme.
* Explore todos os detalhes sensoriais: cores, texturas, sons e cheiros.
* Sinta as emoções que essa conquista traz. Use a sua autenticidade em suas emoções.
* Mantenha-se nessa visualização pelo tempo que for confortável para você.
* Ao fim, agradeça e respire, mais uma vez, profundamente.

Depois de concluir o exercício de visualização criativa, permita-se alguns momentos para integrar e internalizar tudo o que viu, viveu e sentiu. Se desejar, anote as principais sensações e características dessa prática, com sensibilidade e atenção aos sopros sutis que virão como pequenas mensagens divinas que iluminam os seus caminhos. Agradeça a você mesmo por isso e carinhosamente pergunte-se quais foram os fatores decisivos para que você pudesse alcançar essa realização.

* O que não pode faltar na sua caminhada para que essa nova realidade se manifeste?
* Quais pontos fortes ajudam você a manifestar a sua nova realidade?

capítulo 12

ESCOLHA FAZER AQUILO QUE PREENCHE A SUA VIDA E PERMITA-SE RECOMEÇAR

Ainda existem muitas pessoas que atribuem um significado depreciativo, mesmo que inconscientemente, aos recomeços. Eu mesma questionei demais o fato de dizer nãos importantes para as oportunidades em que não me via ou não via futuro. Fui criticada e julgada por fechar algumas portas com as minhas próprias mãos. E tenho certeza de que, em algum aspecto, você já passou por isso também. Escolhi voltar para Santos, minha cidade natal, onde me sinto eu mesma, sinto pertencimento, acolhimento, paz interior e bem-estar. Escolhi voltar para a casa da minha mãe, para a minha família e amigos. Ativei uma coragem que nem sabia que tinha para fazer essa movimentação, só não tive coragem mesmo de pedir colo, de pedir ajuda ou falar sobre o que eu estava sentindo. Entendo que naquele momento, diante dos recursos que tinha, usei toda a minha força para dar esses vinte passos para trás. Porém, somente depois de uns sete anos consegui enxergar valor nisso. Consegui validar a minha coragem, força e discernimento. Depois de uma década eu me recuperei do tombo, apesar de não parecer machucada para quem via de fora. E foi assim que aquela menina ferida e frustrada teve um grande recomeço. Um dia entendi que não me sentia útil, que não era uma contribuição na vida das pessoas; eu era mais uma carinha bonita na fila do pão. Passava noites pedindo em minhas orações que eu pudesse entender meu real papel para que pudesse entender para qual caminho deveria dedicar os meus próximos passos. Foram muitas as noites em que chorava e, em algumas dessas, parecia que Deus falava comigo. Ao me conectar novamente com meu eu interior, minha essência, minha fé, fui obtendo força, coragem e respostas. Passamos muito tempo buscando fora, mas o essencial já está disponível aqui, dentro de nós. Que bom que me relembrei do que importa de verdade, relembrei do que queria, de quem eu era e, mesmo ainda sem muita clareza sobre o que fazer, não desisti de investigar, de questionar, de orar e de me dar chances para recomeçar.

Quando comecei a minha carreira na internet em 2009, e era tudo mato mesmo, eu era uma menina tentando se ajudar e tentando, de alguma forma, ajudar outras mulheres também. Assim, criar meu canal no YouTube foi o meu grande recomeço. Gravava vídeos no banheiro com uma câmera bem simples apoiada em potes de cozinha, pois não tinha tripé, sem iluminação adequada, sem muitos recursos, nada além da minha própria persistência em tentar algo novo e que me preenchesse de verdade. Não tinha nenhum retorno financeiro com isso, mas reconquistei a liberdade de ser eu mesma, disponível a ajudar outras mulheres, e de sentir que eu realmente estava fazendo a diferença. Você já teve esse sentimento? Não é maravilhoso sentir que se pode contribuir, que se é útil? Lembre-se disto: todas as vezes, quando precisar de ajuda, sempre tem alguém que ficaria muito mais feliz em ter a oportunidade de ajudar. Em muitos momentos, seguimos insistindo em não recorrer ao apoio, em nem sequer pedir ajuda, e isso acontece por inúmeros motivos, entre os quais por não querer atrapalhar. Quem está disposto a ajudar jamais se sentirá atrapalhado por isso. Quem não quiser ajudar dará um jeito de fazer com que você saiba disso. Vida segue, atualize as expectativas, internalize isso e bola pra frente. Não se deixe desacreditar por já ter passado pela frustração de não ser atendido em uma necessidade. Nem sempre as pessoas têm para oferecer o que esperamos delas, até porque a quantidade de indivíduos que estão negligentes de autocuidado e se encontram em falta consigo é enorme. Eu mesma já me incluí diversas vezes nessa lista, até tornar o autocuidado a chave para a minha vida bem vivida: uma vida na qual me sinto congruente com o que acredito e difundo, uma vida na qual sei que terei altos e baixos, porém sei que posso contar comigo e aprendi a pedir e receber ajuda, uma vida na qual sei que vou falhar, mas ainda assim reconheço o meu valor e gero aprendizados.

Voltando à rotina de trabalho, fazia dupla jornada na época em que comecei com a produção de conteúdo para a internet, porque, nessa reviravolta, estava determinada a trabalhar na minha área como jornalista. Bati na porta da televisão local em Santos e consegui um emprego como repórter. Esse era o meu novo emprego e me sentia muito orgulhosa, de verdade. Curioso pensar que meu salário como repórter era equivalente ao que eu recebia como cachê para passar duas horas como presença VIP em uma loja, inauguração ou festa. Aí entra a importância em entendermos a diferença entre valor e preço. Trabalhar na minha área, gravar vídeos para meu canal, ser quem eu era, mostrar o meu conteúdo e a minha bagagem profissional, tudo isso tinha um valor imenso. Recomeçar tem, de fato, um valor imenso. Se eu colocasse na ponta do lápis o preço do meu cachê e do meu salário, se eu deixasse a fama subir à cabeça, se eu tivesse me deslumbrado, talvez eu não estivesse onde estou hoje. Costumo brincar que, às vezes, é melhor aterrissar o *boeing* antes que ele caia e finalizar o trajeto como der, nem que seja a pé.

Antes de enveredar para os assuntos do autoconhecimento e autocuidado na internet, passei cerca de sete anos ensinando maquiagem, dicas de beleza, cuidados com a pele e cabelo. Quer saber? Sinto orgulho. Hoje em dia sinto orgulho de cada passinho dessa trajetória e consigo contar com mais clareza e sensibilidade todos os meus aprendizados. Durante boa parte do tempo, enquanto eu ainda estava vivendo, não tinha essa percepção de valor porque ainda não tinha compreendido o meu próprio valor. Você, provavelmente, só sentirá o seu real valor quando essa percepção de reconhecimento vier de dentro de si. Não importa a intensidade dos aplausos que receberá: se não aprender a se aplaudir também – ou, quem sabe, até ser quem puxa os seus próprios aplausos na multidão –, com o passar do tempo qualquer arquibancada lotada se tornará inaudível pela sua falta de autovalidação.

Olhando para trás, percebo que desde pequena eu gostava de ajudar: me colocar no papel de solucionadora me preenche grandemente. Eu me recordo de tantas vezes durante a minha carreira como patinadora que eu maquiava e penteava boa parte das minhas amigas. Acabava ficando por último, mas, lá no fundo, olhar para elas satisfeitas com o resultado me fazia sentir muito mais satisfação do que ter ficado pronta, impecável, sozinha, sem ajudar ninguém. Fiz isso nos dias de festa e paredão durante o reality, ajudava as minhas amigas a se prepararem, as maquiava, aconselhava e segurava a mão. Oferecia um ombro disponível. Em contrapartida, sentia imensa dificuldade em pedir ajuda, pedir um ombro amigo para me acolher. Para que possa entender que, provavelmente, o que mais preenche você deve ter estado presente em boa parte da sua vida, será que você consegue relembrar do que gostava de fazer quando criança? O que fazia que o(a) deixava preenchido(a) de satisfação, orgulho e alegria?

> Só você sabe o tamanho dos seus sonhos, só você sabe o tamanho das suas dores e motivações. Honre cada recomeço e conecte-se profundamente com as suas respostas mais importantes.

A PRÁTICA DA RECONEXÃO E A SINCRONICIDADE

Vou deixar uma sugestão de meditação para que você possa ir abrindo caminhos para acessar algumas memórias relacionadas a esse tema. Você pode praticar ao som de uma música de que goste, em silêncio, pode se deitar ou se sentar confortavelmente. Dedique pelo menos cinco minutos para essa prática de introspecção, focando a atenção na respiração como forma de se manter no momento presente.

* Feche os olhos por alguns instantes, respirando profundamente, lentamente.

* Coloque a sua intenção de resgatar a sua alegria de viver e ser quem você é.

* Vá dando passos para trás mentalmente, como se cada passo pudesse levar você de volta a momentos importantes do seu passado.

* Qual foi a última vez em que você sentiu felicidade, satisfação e pertencimento?

* Resgate essas memórias pelo seu sentir, resgate a sensação que vem ao experienciar felicidade, satisfação e pertencimento.

* O que é que você faz por você ou por outras pessoas que permite que sinta o coração palpitar mais forte, repleto de alegria e satisfação?

* Se neste mundo e nesta vida você já tivesse absolutamente tudo de que precisa – tempo, saúde, liberdade,

recursos financeiros, satisfação pessoal, autoconfiança, alegria de viver – e não precisasse mais se preocupar com nada disso, o que você faria? O que faria você feliz de verdade?

* E dentro do que você, com sua vida totalmente harmônica e plena, pudesse doar de alguma maneira por um bem maior, como seria? O que escolheria?

* Dê alguns passos em direção a um ponto luminoso, que representa a sua luz, o seu valor, a sua essência. Permita-se tocar essa luz e receba o toque como um carinho agradável, partículas dessa luz percorrendo todo o seu corpo, integrando-se ao seu ser, a cada átomo e molécula do seu ser. Abasteça-se do melhor que você já tem e já traz.

* Respire fundo mais algumas vezes e permita-se sentir, visualizar, perceber, ouvir, com todos os seus sentidos, as mensagens de que precisa nesse momento. Mantenha a sua conexão com a sua sensibilidade, no contexto do dia a dia, em seus sonhos durante a noite, com as mensagens que possam surgir por meio de recados e leituras. Perceba nas sutilezas da vida os recados importantes que farão a diferença na sua jornada atual.

* Agradeça-se por esse momento, reconheça-se, honre-se.

* E, eu, aqui do lado, agradeço a você pela confiança e pela entrega nessa jornada!

Criando os seus momentos de reconexão é possível ampliar a abertura do seu canal intuitivo, ativando a sua sensibilidade e a sincronicidade. Sabe quando você pensa em algo ou alguém e, depois de um tempo, esse algo acontece ou essa pessoa aparece? Quando parece que a resposta para aquilo que você vinha matutando surge como um passe de mágica ou a oportunidade que você tanto desejava chega antes mesmo do que o previsto? Nada disso é somente coincidência. O que podemos observar sobre esses pequenos milagres da vida é a manifestação da sincronicidade.

A sincronicidade funciona como um elo mágico que une os fios invisíveis do universo interno com as tramas do mundo ao nosso redor. Talvez você já tenha ouvido falar de Jung ou da Psicologia Junguiana. Carl Gustav Jung, renomado psiquiatra suíço e um dos pais da Psicologia moderna, trouxe à luz o conceito de sincronicidade no século XX. Para ele, esses ocorridos – denominados *conexões acausais* – vão além da causalidade linear e nos convidam a considerar que não estamos isolados neste vasto cosmos, mas, sim, entrelaçados com tudo que nos cerca. A sincronicidade surge em momentos-chave de nossas vidas, como uma mensagem ou confirmação do destino, um chamado do nosso inconsciente para prestar atenção aos sinais que nos cercam.

Para entender a sincronicidade devemos abrir as portas da percepção e permitir que a nossa intuição se entrelace com a nossa mente. Muitas vezes, a nossa mente se torna tão dominante que nos inclinamos ao racional e acabamos calando a voz interior e abafamos o processo intuitivo. Justamente por essa razão, essa conexão acausal que une eventos aparentemente desconectados não pode ser compreendida apenas pela mente racional. É no mergulho no mundo dos símbolos, da imaginação e dos sonhos que podemos decifrar a mensagem que o universo quer nos transmitir. Sempre me senti fascinada pelo mundo dos sonhos. Costumo ter sonhos premonitórios, sonho com lugares que ainda não conheci e retorno diversas vezes, tenho vivências profundas e memoráveis. Ainda adolescente, adorava estudar sobre os sonhos e buscar formas de interpretá-los, então comprei inúmeros dicionários de sonhos e, no fim das contas, até parei de usar, porque acabava ficando sugestionada demais com algumas interpretações ou até assustada e ainda não tinha filtros ou maturidade suficiente para digerir tudo. Acabei buscando outras formas de entender as mensagens que recebia por sonhos e, também, pelas surpresas misteriosas da vida. Até que, com meus 20 e poucos anos, ainda sendo uma buscadora desse universo dos sonhos, me deparei com o trabalho de Jung e, mais tarde, com a sincronicidade.

Entender a sincronicidade é como decifrar um código secreto da alma. Cada sincronicidade é um convite para o autoconhecimento, um chamado para nos conhecermos mais profundamente. Elas nos mostram que não somos meros espectadores no palco da vida, mas coautores e protagonistas de nossa história! Ao abraçarmos a sincronicidade, embarcamos em uma jornada de mergulho profundo em nosso eu interior. Aprender a ouvir os nossos instintos, perceber os padrões que se repetem em nossa jornada e decodificar os enigmas que se apresentam diante de nós é essencial para desvendar as pistas que o universo nos oferece.

No caminho do autoconhecimento, e diria também que no caminho da fé e da espiritualidade, a sincronicidade é uma bússola que aponta o norte verdadeiro. Ela nos guia na busca da nossa essência mais profunda e nos ajuda a compreender o nosso papel no grande espetáculo da vida. Compreender a sincronicidade é acolher a magia e os sopros divinos que permeiam o universo e abraçar a jornada para o nosso eu mais autêntico.

    Chegando até aqui com um chamado para se aprofundar nessa prática de reconexão, convido você a abrir ainda mais os olhos e o coração para as sutilezas da sincronicidade em sua vida. Ao mergulhar nesse mundo encantador de significados e encontros, você descobrirá que o autoconhecimento é o maior tesouro que podemos buscar. E a sincronicidade, aliada à sua fé, aos seus rituais e seu autocuidado, é uma chave importante que nos permite acessar muitos segredos da nossa jornada interior.

    Abra espaço para esse canal de reconexão que é uma forma de nutrir o seu próprio reencontro e lembre-se de que, para ser inteira, você precisa da sua luz e da sua sombra. Conecte-se com o seu eu mais profundo e você verá e sentirá, cada vez mais, que ser você é uma benção!

conclusão
A SUA VERSÃO ATUAL JÁ TEM MUITO VALOR

Talvez no início dessa jornada o céu por aí passou por nebulosidades e tormentas. Agora é o momento de respirar fundo e perceber que cada página, cada reflexão, cada sentir e ressignificar foi, pouco a pouco, revelando as novas estrelas que reluzem constituindo um novo cenário na imensidão que é o seu universo pessoal. Você foi responsável por se dar a chance de avançar e de reencontrar o brilho interno que estava ofuscado em meio às cobranças excessivas e julgamentos desnecessários. Agora é capaz de compreender que uma coisa é saber onde se pode melhorar, outra coisa é lutar contra quem você é, tentar ser outro alguém ou tentar desistir de tudo.

Recomece de cabeça erguida, quantas vezes for necessário. Você vai se orgulhar de cada chance que se deu. Seu eu do futuro precisa de você aqui e agora, criando um amanhã possível, digno, amoroso e respeitoso. Sua criança do passado vibra com cada passo que você dá. Ela jamais desistiu de você, jamais duvidou de você, então faça em nome dela também o que tiver de ser feito para que vocês sintam orgulho dessa trajetória, sintam a alegria e a motivação da melhoria constante.

Não vale mais a pena insistir em se colocar para baixo, porque essa energia só nutre desconexão e pesar, o que nos afunda mais ainda e nos impede de colocar para o mundo o nosso melhor. Agora, com mais clareza sobre os seus caminhos, pontos de melhoria e tendo consciência sobre o que alicerça seu *self*, é possível hastear a vela da sua embarcação com muito mais segurança e propriedade, sabendo que, mesmo diante do vendaval, você saberá como proceder e, mais importante, agora você confia e sabe que é capaz de navegar mesmo os territórios mais remotos e desconhecidos.

Permita-se dar mais risada, rir de si, pegar leve, saber também quando ser amorosamente firme com os seus objetivos, rotinas e compromissos. Ter consciência disso é ter a maestria de saber comemorar cada vitória, celebrar cada avanço e olhar para o próximo passo, mantendo-se em movimento com maturidade e determinação.

Permita-se chorar de soluçar também, gritar de alegria ou gritar para deixar a raiva sair. Estar vivo é sentir, sentir com entrega. É viver com intensidade e verdade. Sua coragem e vulnerabilidade, que impulsionam o fluir de suas emoções, são uma forma de autocuidado, evitando que elas se acumulem e respinguem em quem não tem nada a ver com isso. Deixe fluir e a vida fluirá também, junto com você.

Diante dessa emancipação emocional, em que você conquistou a capacidade de liderar a si, você conquista assim uma das maiores dádivas que o autoconhecimento nos proporciona: criar a nossa própria realidade. As rédeas da sua vida estão aí para você e você está mais confiante para assumi-las. Incertezas e frio na barriga virão, mas as suas interpretações e reações já não são mais as mesmas. Você se tornou gigante. Você é gigante!

Sua grande emancipação agora é compreender que a sua melhor versão é construída no amor por quem você é agora, e não pelo ódio, rejeição ou repulsa. Só o amor constrói, só o amor cura, só o amor nos permite viver o nosso melhor. Visualizando todo o seu potencial, seus pontos fortes e qualidades, escolha como você quer se sentir a partir de agora nessa jornada de autodescoberta.

COORDENADAS DO SEU NORTE

Agora, além de conhecer com muito mais profundamente o seu próprio mapa, você tem as coordenadas importantes para que alinhe as suas rotas de satisfação pessoal, liderança emocional e autorrealização. É uma construção diária, um zelar da sua bússola interior, na intenção de se manter em alinhamento com o norte que você deseja para si. E lembre-se: você tem total autonomia para recalcular a sua rota sempre que necessário, pois você é protagonista da sua história.

É com muita emoção que escrevo estas palavras, as quais gostaria de ter ouvido de mim mesma com uma ou duas décadas de antecedência. Mas tudo tem a sua razão de ser e precisamos respeitar o nosso próprio tempo, inclusive de regeneração. Isso é um ato de amor-próprio. Não estamos mais aqui para sermos reféns de nossas amarras, pois sabemos que podemos nos libertar, que temos mais força e ainda mais ferramentas para isso. No entanto, também podemos pedir ajuda e receber ajuda. Isso só revela o quanto nos respeitamos e escolhemos nos cuidar.

Existe uma vida pela frente que aguarda você, cheia de oportunidades e chances de crescimento, para que você possa encontrar em si o seu maior incentivo, cultivando no contexto diário a autovalorização e a auto-observação. Todo tombo ensina, toda bagunça pode ser arrumada. Confie que, conforme se fortalece mais, você se torna capaz de superar o que for preciso e mais saberá como se aplaudir de pé.

Nesse palco da vida, seja quem escreve o próprio roteiro e quem decide mudar a narrativa quando bem entender. Seja quem treina com afinco, mas não adia a estreia. Seja quem sente o nervoso tirando o fôlego e o medo tomando conta, mas respira fundo e sobe no palco para lembrar como é sentir coragem. Coragem precisa de ação, não surge na inércia. Medo só diminui diante do passo dado. Seja quem improvisa quando esquece as falas e flui conforme a música. Seja quem se entrega como se fosse a última apresentação e sente em cada poro tudo aquilo que já havia sentido ao visualizar esse grande espetáculo acontecendo, antes mesmo de se tornar realidade. Ele foi profundamente manifestado nas camadas mais profundas do sentir.

Seja quem assume que não está bem em determinados dias e se respeita ao dar somente o que pode. Seja quem puxa os próprios aplausos, quem se emociona com o enredo, mesmo o tendo escrito um dia. Seja quem se dispõe a mudar todo o roteiro e arriscar algo novo, quando perceber que já não faz mais sentido. Seja quem recomeça e recomeça, com tamanho orgulho e reverência. Seja quem jamais desistiu e está sempre lá, pronto para um novo espetáculo, como grande protagonista!

E eu, daqui, honro você e aplaudirei cada etapa do seu grande espetáculo, comemorando cada passo dado da sua jornada e vibrando alto pelos próximos que virão! Estamos juntos!

Aqui e agora, você é a melhor versão que poderia haver da pessoa mais importante da sua vida: você!

> Resgate o valor que já existe em sua versão atual. Celebre seu protagonismo e tudo o que você já viveu e já superou até hoje!

Este livro foi impresso
pela Edições Loyola em
papel pólen bold 70 g/m²
em fevereiro de 2024.